Konrad Goehl

Avicenna und seine Darstellung der Arzneiwirkungen

DWV-Schriften zur Medizingeschichte

Band 16

Grüne Reihe – Schriften zur antiken und mittelalterlichen Medizin- und Pharmaziegeschichte

Band 8

Konrad Goehl

Avicenna und seine Darstellung der Arzneiwirkungen

Mit einer Einführung von Jorit Wintjes

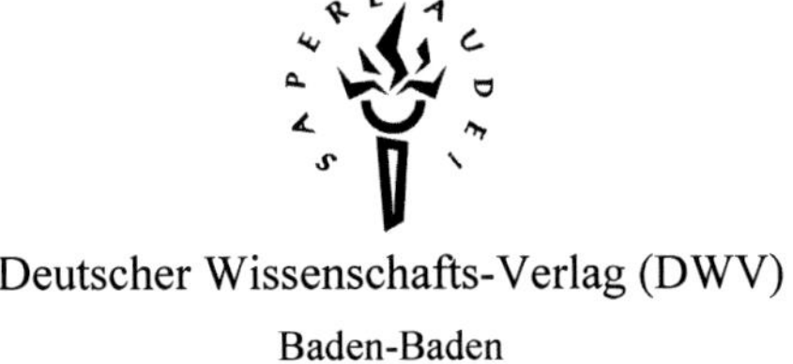

Deutscher Wissenschafts-Verlag (DWV)
Baden-Baden

Cover-Gestaltung: DWV
Umschlagabbildung (verändert):
Primus Avi. Canon. Avicenne, medicorum principis, Canonum liber (translatus a Gerardo Cremonensi), una cum lucidissima Gentilis Fulgi. expositione, qui merito est Speculator appellatus, additis annotationibus omnium auctoritatum et priscorum et recentiorum auctorum ...
Venedig: Bartholomäus Tantuccius 1520
(Französische Nationalbibliothek, Paris; gemeinfreie Abbildung)

Bibliografische Information Der Deutschen Nationalbibliothek
Die Deutsche Nationalbibliothek verzeichnet diese Publikation in der Deutschen Nationalbibliografie; detaillierte bibliografische Daten sind im Internet über http://dnb.ddb.de abrufbar.

Bibliographic information published by Die Deutsche Nationalbibliothek
Die Deutsche Nationalbibliothek lists this publication in the Deutsche Nationalbibliografie; detailed bibliographic data are available in the Internet at http://dnb.ddb.de.

Information bibliographique de Die Deutsche Nationalbibliothek
Die Deutsche Nationalbibliothek a répertorié cette publication dans la Deutsche Nationalbibliografie; les données bibliographiques détaillées peuvent être consultées sur Internet à l'adresse http://dnb.ddb.de.

1. Auflage 2014
Gedruckt auf alterungsbeständigem, chlorfrei gebleichtem Papier
(Printed in Germany, July 2014)

Deutscher Wissenschafts-Verlag (DWV)®
Postfach 11 01 35
D–76487 Baden-Baden

www.DWV-net.de
www.UniversityPress.de

ISBN: 978-3-86888-078-6

Vorwort des Herausgebers

Die mittelalterliche Medizin im allgemeinen und das über Avicenna in den lateinischen Westen gelangte Wissen der griechischen Medizin im besonderen ist zusammen mit der Person des großen islamischen Gelehrten in jüngerer Zeit nicht nur stärker in den Mittelpunkt wissenschaftlicher Betrachtung gerückt, sondern hat auch in einer breiteren Öffentlichkeit Interesse gefunden. Dieses Interesse konzentriert sich dabei in starkem Maße auf die Beschäftigung mit Pflanzenkunde und Pflanzenmedizin, in der nicht selten Alternativen zu „schulmedizinischen" Behandlungsmöglichkeiten gesehen werden. Deutlich weniger Aufmerksamkeit erfahren hingegen die theoretischen Überlegungen, die hinter der mittelalterlichen Pflanzenmedizin stehen. Komprimiert dargestellt lassen diese sich in den Einleitungskapiteln des zweiten Buches des ‚Canon medicinae' des Avicenna greifen, deren Lektüre einer Beschäftigung mit der Phytotherapie des Mittelalters eigentlich vorausgehen müßte. Diesem steht im deutschsprachigen Raum allerdings der Umstand im Wege, daß bislang meinem Kenntnisstand nach keine moderne deutsche Übersetzung dieses nicht einfachen lateinischen Textes zur Verfügung steht. Das vorliegende Büchlein soll daher diese wichtigen Kapitel einer breiteren Leserschaft zugänglich machen.

Würzburg, am Festtag des Hl. Markus

Inhaltsverzeichnis

I. Einführung

Die nachfolgenden Ausführungen stellen einen knappen Überblick über das Leben des Avicenna sowie die Wirkungsgeschichte seines Werkes im lateinischen Mittelalter dar. Sie beabsichtigen weder, umfassend in das Leben des großen Gelehrten einzuführen noch eine ausführliche Überschau über sein umfangreiches Werk zu bieten; hierfür sei auf die am Ende des vorliegenden Büchleins erwähnte Literatur verwiesen.

I.1. Aristoteles – oder: Ein Skandal an einer mittelalterlichen Universität

Zu Beginn des zweiten Jahrzehnts des 13. Jhs. geriet die in der Mitte des vorhergegangenen Jahrhunderts um die Kathedrale Notre Dame enstandene Universität von Paris in eine Krise. Diese führte schließlich 1215 zur Einsetzung einer päpstlichen Kommission unter Leitung des apostolischen Legaten Kardinal Robert of Courçon (ca. 1160/1170 – 1219), der selbst neben Aufenthalten in Oxford und Rom auch in Paris studiert und nach 1211 für einige Zeit das Amt des Kanzlers der Universität wahrgenommen hatte. Im August 1215 gab Robert of Courçon dann ein Edikt heraus, das verschiedene Fragen des universitären Lebens klärte – und dabei einen interessanten Aufschluß über das gibt, was im frühen 13. Jh. als Fehlentwicklung wahrgenommen worden war, die es durch genaue Vorschriften zu korrigieren galt. Zu diesen zählten Vorgaben für den Umgang zwischen Lehrern und Schülern ebenso wie die Regelung der Abläufe bei der Bestattung eines Angehörigen des Lehrkörpers. Auch Hinweise zu einer korrekten Bekleidung hielt Kardinal Robert offenbar für notwendig, darunter eine Vorgabe zum Schuhwerk, das die Lehrenden zu tragen hatten:

> „*Sotulares non habeat sub capa rotunda laqueatos, nunquam liripipiatos* (zum runden Käppchen dürfen keine verzierten Schuhe, erst recht keine Schuhe mit Spitzen getragen werden).“

Es hat den Anschein, als hätten sich manche Angehörige des Lehrkörpers in Paris durch Schuhe (*sotulares*) ausgezeichnet, die ähnlich ausgesucht waren wie das sie beschreibende Adjektiv. Daß ein besonders herausgeputztes Schuhwerk weit mehr als nur ein „modischer“ Fehltritt war, zeigt eine Passage in einer Predigt aus einer in der Kapitelbibliothek Durham erhaltenen, wohl ursprünglich in Oxford entstandenen Sammelhandschrift; zusammen mit anderen Texten ist diese Predigt dem großen englischen Theologen Robert Grosseteste (ca. 1175 – 1253) zugeschrieben worden. Dort geißelt der Autor die menschliche *superbia*, deren Auswirkungen auf das menschliche Handeln von ihm deutlich gezeichnet wird:

> „*Diabolus uero cum depingitur informis est, set tamen liripipiatus. Ita faciunt omnes superbi; nituntur esse liripipiati in omnibus membris, in capillis, in scapulis cum supertunicis, in sotularibus* (Auch wenn der Teufel freilich häßlich dargestellt wird, so ist er dennoch mit Spitzen versehen. Und so handeln alle Hochmütigen; sie streben danach, an allen Gliedern, in ihren Haaren, in ihren Obergewändern und ihren Schuhen mit Spitzen versehen zu sein).“

Die Wahl von Schuhen, die *liripipiati* waren, zeugte also nicht nur von schlechtem Geschmack, sondern auch von schlechtem Charakter; letztlich konnten sie sogar als ein Erkennungsmerkmal der Anhänger des Teufels angesehen werden, waren also kaum ein angemessenes Schuhwerk für einen Angehörigen der Pariser Universität.

Von noch größerer Bedeutung als Bekleidung und Schuhe der Lehrkräfte – und daher direkt an den Anfang des Dokuments gestellt – waren für Kardinal Robert aber offenbar zwei andere Dinge: zum einen legte er sowohl ein Mindestalter als auch eine Mindeststudiendauer für angehende Lehrer fest; diese mußten wenigstens 21 Jahre alt sein, ein Studium von nicht weniger als sechs Jahren hinter sich haben und sich einer Prüfung unterziehen. Zum anderen setzte er sich mit den Lehr- und Lerninhalten auseinander und verfügte unter anderem:

> „*non legantur libri Aristotelis de methafisica et de naturali philosophia nec summe de eisdem, aut de doctrina magistri David de Dinant aut Amalrici heretici aut Mauricii hyspani* (nicht gelesen werden sollen die Werke des Aristoteles über Metaphysik und Naturphilosophie, ebensowenig Zusammenfassungen und Kommentare hierzu, noch Schriften über die Lehren des Magister David von Dinant, des Häretikers Amalrich von Bena oder des Spaniers Mauritius).“

Aufschlußreich ist die Erwähnung der zuletzt genannten Personen: Amalrich von Bena (gest. ca. 1206) war nach seinem Tod 1206 als Häretiker verurteilt worden; von ihm war möglicherweise die ebenfalls verurteilte und verfolgte Gemeinschaft der Amalrikaner begründet worden. Das theologische Werk des David von Dinant (ca. 1160 – ca. 1217) war 1210 aufgrund pantheistischer Tendenzen ebenfalls verurteilt worden, während über den „Spanier Mauritius“ ansonsten nichts bekannt ist – einen Versuch, hierin eine Verschreibung des Namens Averroes zu sehen, hat Heinrich Suso Denifle, der Herausgeber des Ur-

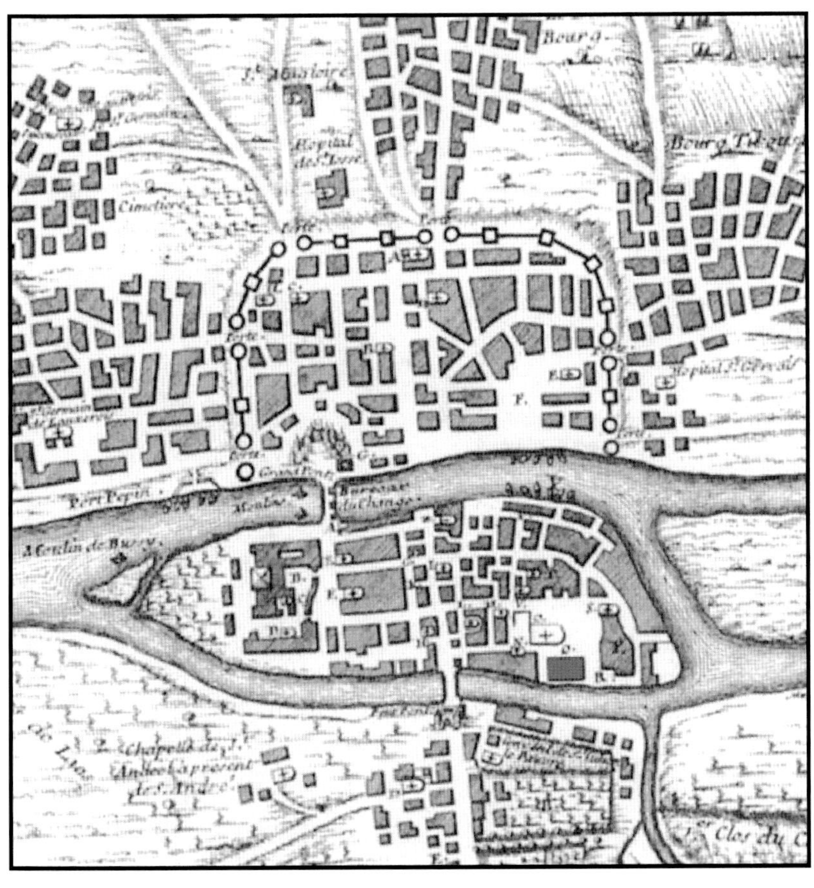

Abb. 1: Das Stadtzentrum von Paris im Jahr 1180 nach Nicolas de La Mare (1705); rot hervorgehoben eines der ersten Gebäude der Universität.

kundenbuchs der Universität Paris, zurückgewiesen. An der Universität von Paris bestand also nach Ansicht Kardinal Roberts ein massives Problem: für den Unterricht wurden bereits „verbotene" Schriften herangezogen, und in diese Reihe wurden nun auch die metaphysischen und naturphilosophischen Schriften des Aristoteles gestellt. Dabei bezog sich das Verbot ausdrücklich nicht nur auf die eigentlichen Texte (bzw. die lateinischen Fassungen, in denen sie gelesen wurden), sondern auch auf *summae*, also auf Literatur, die sich mit dem aristotelischen Werk in erklärender und kommentierender Art und Weise auseinandersetzte. Vom Verbot waren allerdings keineswegs alle Schriften des Aristoteles betroffen; wenige Sätze zuvor wurde vielmehr ausdrücklich die Lektüre der *topica* des Aristoteles gefordert.

Mit der Erwähnung der *summae* zielte Robert of Courçon konkret auf die bereits zu Beginn des 13. Jhs. im Westen vorliegende Literatur zu Aristoteles aus der Feder des persisch-islamischen Universalgelehrten Ibn Sina, die unter der latinisierten Form seines Namens, Avicenna, Verbreitung fanden. Doch trotz dieses 1215 ausgesprochenen Verbotes sollten diejenigen Teile des avicennischen Werkes, die vermittels lateinischer Übersetzungen in den Westen gelangt waren, weiterhin eine erhebliche Wirkung entfalten. Die Texte, die auf diese Weise Einzug in das lateinische Mittelalter hielten, hatten, als Kardinal Robert die Angelegenheiten der Universität Paris neu ordnen mußte, bereits einen im wahrsten Sinne des Wortes langen Weg hinter sich.

I.2. Die Samaniden – ein persisch-islamisches Reich in Zentralasien

Das neupersische Reich der Sassaniden, die seit 224 n. Chr. für mehr als vier Jahrhunderte zu den wichtigsten Widersachern des Römischen Reiches zählten, fand in der Mitte des 7. Jhs. durch die arabische Eroberung ein jähes Ende. Nach dem Tod des letzten sassanidischen Großkönigs Yazdegerd III. im Jahre 651 verlagerten die arabischen Eroberer das Zentrum ihres Kalifenreiches zunächst von Medina in das rund 170 km südlich von Baghdad gelegene Kufa. Die Dynastie der Ummayaden, deren Machtbasis sich im syrisch-levantinischen Raum befand, übernahm sodann im Jahr 661 die Herrschaft im Kalifenreich; zum neuen Zentrum des Reiches wurde Damaskus. In der Mitte des 8. Jhs. lösten dann die Abbasiden die Herrschaft der Ummayaden im Kalifenreich ab. Die neue Herrscherdynastie verlegte die Hauptstadt des Reiches erneut: von nun an war Baghdad das administrative Zentrum des Kalifenreiches. Gleichzeitig waren die Abbasiden und ihre intensive Förderung von Kunst und Wissenschaft ausschlaggebend für den Beginn des sogenannten Goldenen Zeitalters des Islam, dessen Ende die Eroberung und Zerstörung Baghdads im Jahr 1258 durch die Mongolen markiert. Bereits im 9. Jh. zeigte das Abbasidenreich allerdings erste Auflösungserscheinungen. So begannen in den vom Zentrum weiter entfernt

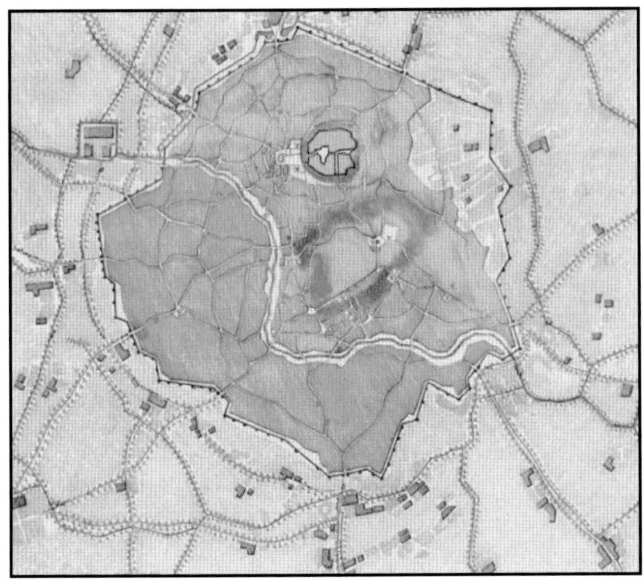

Abb. 2: Stadtplan Bucharas nach Eversmann (1823); grün die Zitadelle, in der sich die Bibliothek der Samaniden befand.

liegenden Provinzen lokale Statthalter, eigene Dynastien zu errichten, die im Verlauf des 9. Jhs. in stetig steigendem Maße nach Unabhängigkeit strebten. Zu diesen zählte auch die in Zentralasien herrschende Dynastie der Samaniden, die für knapp zwei Jahrhunderte über ein Reich gebot, das sich zum Zeitpunkt seiner größten Ausdehnung vom Osten des heutigen Iran bis nach Kasachstan und Pakistan hinein erstreckte und weite Teile Turkmenistans, Usbekistans, Tadschikistans, Kirgisistans und Afghanistans umfaßte. Zwar dienten die Samanidenherrscher ursprünglich den in Baghdad residierenden Kalifen als Statthalter; aber bereits in der zweiten Hälfte des 9. Jhs. herrschten sie de facto unabhängig von Baghdad über große Teile Zentralasiens. Zu Beginn des 10. Jhs. lösten sich die Samaniden dann auch formal von der Oberhoheit der Kalifen.

Neben einer sehr erfolgreichen, mit militärischen Mitteln betriebenen Ausdehnung ihres Herrschaftsraums entfalteten die Samaniden auch eine intensive Handelstätigkeit, die sich bis in den Ostseeraum hinein erstreckte und eine wichtige Einnahmequelle der Samanidenherrscher darstellte; Tausende von Münzen aus Hortfunden an den Küsten der Ostsee bezeugen noch heute diese weitreichenden Verbindungen von Zentralasien nach Nordeuropa. Darüber hinaus begannen die Samanidenherrscher, Kunst und Kultur in besonderem

Maße zu fördern. Dabei unterstützten sie einerseits vehement die Verbreitung des Islam; so ließ Mansur I. (961 – 976) in der zweiten Hälfte des 10. Jhs. eine erste Übersetzung des umfangreichen Korankommentars des bedeutenden Gelehrten at-Tabari in das Persische anfertigen. Ein Ergebnis dieser Bemühungen der Samanidenherrscher war die rasche Ausbreitung des Islam in Zentralasien. Andererseits erfuhren persische Dichter und Prosaschriftsteller eine besondere Förderung am Samanidenhof, der so in der ersten Hälfte des 10. Jhs. zu einem der wichtigsten Zentren der persischen Literatur wurde. Buchara, die Haupstadt des Samanidenreiches, wurde zum geistigen Zentrum der islamischen Welt und stand Baghdad an Bedeutung und Prachtentfaltung kaum nach.

Bereits in der zweiten Hälfte des 10. Jhs. begann der Niedergang der Samanidendynastie. Wie bei den Abbasiden vor ihnen, waren es abtrünnige Provinzstatthalter, die zunächst zur Destabilisierung und schließlich zum Zusammenbruch der Samanidenherrschaft führten, eine Entwicklung, die mit dem endgültigen Fall Bucharas im Jahr 999 praktisch ihr Ende fand.

I.3. Zur Biographie Avicennas

Die Samanidenherrschaft neigte sich bereits ihrem Ende zu, als Avicenna vor dem Jahre 980 – das genaue Geburtsjahr ist unbekannt – im Dorf Afsana in der Nähe der Hauptstadt Buchara zur Welt kam. Die wichtigste Quelle für seine Biographie stellt ein von seinem Schüler Abu 'Ubayd al-Juzjani (um 980 – nach 1037) verfaßter Text dar, dessen erster Teil – bis zum ersten Aufeinandertreffen von Avicenna und al-Juzjani – angeblich von Avicenna selbst stammt. Er soll diesen Text seinem Schüler diktiert haben, wie al-Juzjani am Ende dieses Teiles schreibt:

> „Dieses [den vorhergehenden Teil des Textes] hat mir der Meister wörtlich erzählt. Von da an nahm ich an seinen Lebensumständen Anteil.“

Der zweite, deutlich längere Teil übernimmt die Perspektive des Schülers, nämlich des al-Juzjani. Von diesem biographisch-autobiographischen Text existieren zwei verschiedene Traditionen, deren Verhältnis zueinander noch nicht hinreichend geklärt ist. Alle weiteren erhaltenen Texte biographischer Natur stützen sich mehr oder weniger direkt auf das Werk des al-Juzjani; eine von diesem unabhängige biographische Überlieferung scheint nicht existiert zu haben.

Eine zweite wichtige Quelle für die Lebensgeschichte Avicennas bilden einzelne Notizen, die sowohl in seinen eigenen Schriften als auch in denen seiner Schüler erhalten sind. Daneben dürfte aufgrund seiner großen Bekanntheit schon zu Lebzeiten eine umfangreiche Legendenbildung bereits kurze Zeit nach seinem Tod eingesetzt haben. Von dieser ist eine ganze Anzahl von Texten erhalten, die vielfach hagiographische Züge annehmen. Beide Quellengruppen bewahren nahezu ausschließlich Nachrichten aus der zweiten Hälfte der Karriere des Avicenna; für Kindheit, Jugend und Ausbildung ist man hingegen im Wesentlichen auf das Werk des Juzjani angewiesen. Schließlich liegt eine lateinische Biographie in wenigstens zwei verschiedenen Fassungen vor, deren Quellenwert allerdings vergleichsweise gering ist; es handelt sich bei diesem anscheinend erst zu Beginn des 16. Jhs. entstandenen Text nicht um eine direkte Übersetzung des Werkes des al-Juzjani, obwohl dieser als Verfasser der Vorlage genannt ist; möglicherweise diente ein späterer Text aus der von Juzjani abhängigen biographischen Tradition als Vorlage für die lateinische Tradition. Neben verschiedenen Abweichungen im Detail unterscheidet sich die lateinische Fassung, die eine Übersetzung eines ursprünglich von einem venezianischen Dolmetscher namens Marcus Fadella ins Italienische übersetzten arabischen Originals darstellt, vor allem durch das Fehlen des Perspektivwechsels – die Biographie Avicennas wird einzig aus der Sicht seines Schülers erzählt.

Die Beschäftigung mit dem autobiographischen Teil des Werkes des al-Juzjani offenbart schnell ein zentrales Problem im Umgang mit dem Text: auch wenn dieser vordergründig von autobiographischer Natur zu sein scheint, handelt es sich letztendlich um einen Musterlebenslauf zur Illustration der Erkenntnistheorie des Avicenna. So betont er in besonderem Maße seine Fähigkeit, schneller als seine Lehrer zu Erkenntnissen gelangen zu könnten.

> „Welches Problem er immer mir vorlegte, ich begriff es besser als er. So ging es, bis ich die einfachen Teile der Logik mit ihm studiert hatte. Die schwierigen Partien aber verstand er nicht. Darauf begann ich, für mich selbst zu studieren ...".

Diese Haltung ist nicht nur einem Ego geschuldet, das sich seiner Genialität in erheblichem Maße bewußt war – auch wenn dies sicher nicht ausgeschlossen werden darf –, sondern vielmehr auf eine grundsätzliche erkenntnistheoretische Überzeugung Avicennas zurückzuführen, wonach Menschen ganz ohne das Zutun von Lehrern zu Erkenntnissen gelangen könnten. Auch die Schilderung seines Ausbildungsganges zeigt die Spuren einer ordnenden Hand: so habe Avicenna die einzelnen Teilgebiete der Philosophie gemäß der aristotelischen Grundordnung studiert – beginnend mit Logik, folgten darauf Mathematik, Physik und schließlich Metaphysik. Angesichts dieser deutlich erkennbaren, zielgerichteten Ausgestaltung der Autobiographie stellt sich allerdings die Frage, inwieweit Avicenna seine Biographie insgesamt an den literarisch-philosophischen Zweck des Textes angepaßt hat und wie verläßlich die biographischen Informationen überhaupt sind. Mangels anderer Überlieferung muß diese Frage unbeantwortet bleiben.

Die Familie des jungen Avicenna gehörte der Funktionselite des Samanidenreiches an; sein Vater hatte eine hohe Verwaltungsposition inne. Nach einiger Zeit zog seine Familie nach Buchara, wo er eine umfangreiche Erziehung genoß, die Philosophie, Arithmetik, Jurisprudenz und andere Bereiche umfaßte, wozu auch die Medizin gehörte. Bald wandte er sich eben dieser Medizin zu und konnte mit 17 oder 18 Jahren einen Samanidenstatthalter von einer schweren Erkrankung kurieren. Hierdurch erlangte er nicht nur Bekanntheit über Buchara hinaus; auch der Emir Nuh II. (976 – 997) selbst wurde auf ihn aufmerksam und bot ihm eine Anstellung an. Diese brachte ihm nicht nur eine erhebliche Steigerung seines Ansehens ein, sondern ermöglichte ihm auch den Zugang zur Bibliothek der Samaniden, die im ausgehenden 10. Jh. an Umfang und Bedeutung den führenden Bibliotheken in der islamischen Welt in Baghdad oder Kairo nicht nachstand. Ihre Nutzung hinterließ offenbar einen nachhaltigen Eindruck beim jungen Avicenna, wird ihr doch im autobiographischen Teil des Textes von al-Juzjani vergleichsweise breiter Raum eingeräumt:

> „Es war ein Gebäude, das aus zahlreichen Häusern bestand, in deren jedem Regale mit aufeinander geschichteten Büchern sich befanden ... Da bekam ich Bücher zu sehen, deren Namen nur wenigen Leuten zu Ohren gekommen sind. Weder früher noch später habe ich sie wiedergesehen."

Zusätzlich zu seiner Tätigkeit als Arzt übertrug ihm der Emir eine Aufgabe in der Verwaltung des Samanidenreiches; da Avicenna dies im Kontext vom Tod des Vaters berichtet, ist verschiedentlich vermutet worden, er sei seinem Vater auf dessen Position nachgefolgt. Zwar erscheint diese Überlegung plausibel, Sicherheit läßt sich in dieser Frage aber mangels aussagekräftiger Zeugnisse nicht gewinnen.

Seine neue Stellung hatte Avicenna nicht lange inne. In dürren Worten berichtet er von der Notwendigkeit, Buchara zu verlassen, ohne aber auf die Hintergründe für seinen Weggang einzugehen. Diese dürften im Umschlagen der politischen Verhältnisse in der Hauptstadt des Samanidenreiches zu suchen gewesen sein – im Jahr 999 fiel Buchara, das bereits sieben Jahre zuvor einmal von Harun Bugra-Khan (gest. 992) eingenommen worden war, endgültig in die Hände der Karachaniden, und Emir Abd al-Malik II. (999) geriet in Gefangenschaft. Als Angehöriger der Funktionsoberschicht des Samanidenreiches könnte es Avicenna als wenig aussichtsreich eingeschätzt haben, seine Position zu behalten und seine Tätigkeit – auch als Arzt und Wissenschaftler – in Buchara fortzuführen. So begann vermutlich im Jahr 999 die Zeit der Wanderschaft

Avicennas, die ihn durch Zentralasien und den Iran führen und die erst rund 25 Jahre später mit seiner Ankunft in Isfahan enden sollte.

Avicenna begab sich zunächst gen Westen nach Gurgandsch. Dort hatte Mamun I. ibn Muhammad (995 – 997), ein ehemaliger Statthalter der Samaniden, im Jahr 995 die Dynastie der Mamuniden etabliert; ihm folgten nach seinem Tod zwei Jahre später seine Söhne Abu al-Hasan Ali (997 – 1008) sowie Mamun II. (1008 – 1017). Der Mamunidenhof zog verschiedene Gelehrte an, und eine Zeitlang erfuhr dort auch Avicenna finanzielle Unterstützung. In der Rückschau nahm er diese Zeit sehr positiv wahr:

> „Sie erwiesen mir große Ehre, wie ich es nicht besser hätte erwarten können."

Wenig mehr ist über seinen Aufenthalt in Gurgandsch in Erfahrung zu bringen, der immerhin wohl bis um das Jahr 1012 währte. Dann verließ er den Hof aus unbekannten Gründen; wieder erfährt man lediglich, daß es notwendig gewesen sei, Gurgandsch zu verlassen, was Anlaß zur Vermutung gegeben hat. daß auch hier politische Entwicklungen hinter der Entscheidung Avicennas für seinen Weggang gestanden haben. Entsprechende Informationen aus Gurgandsch fehlen allerdings; die Herrschaft der Mamuniden dauerte noch bis zum Jahr 1017. Avicenna reiste zunächst durch die östlich des kaspischen Meeres gelegene Region Chorasan, ohne sich dort jedoch länger an einem Ort aufgehalten zu haben.

Sein eigentliches Ziel war der Hof des Ziyaridenherrschers Qabus (977 – 981 u. 997 – 1012) in Gorgan, der auch als bedeutender Förderer von Kunst und Wissenschaft galt. Offenbar noch ehe Avicenna mit Qabus in Kontakt treten konnte, fiel dieser aber einer Verschwörung zum Opfer. Avicenna brach daraufhin wieder von Gorgan in Richtung Dahistan auf, mußte jedoch aufgrund einer Erkrankung nach Gorgan zurückkehren; auch wenn er sich dort nur wenig mehr als ein Jahr aufhielt, kommt der Zeit in Gorgan doch für die Biographie Avicennas eine nicht geringe Bedeutung zu: zum einen entstanden dort neben anderen Werken die ersten Teile des berühmten „Kanon der Medizin", zum anderen schloß sich ihm in Gorgan sein Schüler al-Juzjani an.

Avicenna begab sich, mit Empfehlungsschreiben aus Gorgan ausgestattet, wohl 1014 an den Hof des jungen Buyidenherrschers Majd al-Daula (997 – 1029) und seiner als Regentin fungierenden Mutter Sayyida in Ray. Zwar konnte er dort seine literarische Tätigkeit fortsetzen, die inneren Auseinandersetzungen der Buyidendynastie, die 1015 zur Eroberung Rays durch Shams al-Daula (997 – 1021), den Bruder des Majd al-Daula, führten, zwangen ihn aber, Ray wieder zu verlassen. Wie schon im Falle seines Weggangs aus Buchara und Gurgandsch schweigt sich auch hier die Biographie über die genauen Hintergründe aus. Zunächst ging er nach Qazwin, ehe er sich schließlich nach Hamadan an den Hof Shams al-Daulas begab. Trotz einiger anfänglicher Hindernisse diente er dort bis zum Tod des Emirs im Jahr 1021 sowohl als Arzt wie auch als Wezir. Nach dem Tod Shams al-Daulas wurde ihm erneut eine entsprechende Stellung angetragen, die er jedoch ablehnte. Stattdessen bemühte er sich brieflich um eine Aufnahme in den Dienst des in Isfahan residierenden Begründers der Kakuyidendynastie Muhammad ibn Rustam Dushmanziyar (1008 – 1041). Durch diesen Kontakt geriet Avicenna in den Verdacht des Hochverrats, wurde verhaftet und mußte vier Monate als Gefangener in Festungshaft verbringen. Er verließ schließlich Hamadan einige Zeit nach seiner Entlassung unter nicht einfachen Umständen:

> „Unerkannt, in Mönchskleidern, verließen wir, der Meister [Avicenna], ich [al-Juzjani], sein Bruder und zwei Sklaven, die Stadt, bis wir nach Tabaran vor den Toren von Isfahan anlangten. Auf der Reise hatten wir große Nöte ertragen müssen.“

Auch in Hamadan – und dort selbst während seiner Zeit als Gefangener – setzte Avicenna seine schriftstellerische Tätigkeit fort; so entstanden philosophische wie auch medizinische Schriften, insbesondere ein Abschnitt aus dem berühmten „Buch der Heilung“.

Im Jahr 1024 gelangte Avicenna schließlich in Isfahan an den Kakuyidenhof. Dort erreichte Avicenna den Höhepunkt seiner Karriere. Am Hof des Kakuyidenherrschers diente er nicht nur als Leibarzt, sondern avancierte rasch zu einem seiner wichtigsten Berater, der seinen Herrn auch auf dessen Feldzügen begleitete. Gleichzeitig entfaltete er eine erhebliche schriftstellerische Tätigkeit – zu den zahlreichen in Isfahan enstandenen oder vollendeten Werken zählt auch der „Kanon der Medizin“. Rund ein Jahrzehnt stand Avicenna im Dienst Muhammads und wandte sich in dieser Zeit auch dem Studium der Literatur zu.

Sein unstetes, von den wechselvollen politischen Verhältnissen der Zeit geprägtes Leben forderte schließlich seinen Tribut. Bereits 1034 erkrankte er auf einem Feldzug schwer an einer Darmerkrankung, die er zwar selbst behandelte, die aber aufgrund verschiedener eigen- und fremdverschuldeter Mißgeschicke bei der Behandlung offenbar nicht mehr richtig ausheilte. Drei Jahre später starb er dann an den Folgen dieses Leidens und wurde in Hamadan in einem einfachen Mausoleum beigesetzt. Avicenna war Zeit seines Lebens unverheiratet geblieben – was ebenfalls in nicht geringem Maße seinem unsteten Lebensweg geschuldet gewesen sein dürfte – und hinterließ keine Nachkommen.

Bald nach seinem Tod setzte eine regelrechte Wallfahrtstätigkeit zum Grab Avicennas ein, das auch in den folgenden Jahrhunderten gepflegt und instand gehalten wurde. Zu Beginn des 20. Jhs. war das Mausoleum allerdings trotz einer ersten Renovierung im Jahr 1877 in einem schlechten Gesamtzustand (siehe Abbildung 2, die älteste bekannte Photographie des Grabmals). Deshalb versuchte der bedeutende kanadische Mediziner Sir William Osler im Sommer des Jahres 1914, Geldmittel für eine umfangreiche Sanierung einzuwerben. Der Erste Weltkrieg setzte diesen Bemühungen jedoch ein Ende. Erst 35 Jahre später begannen die Arbeiten an einem neuen, monumentalen Mausoleum, das 1953 fertiggestellt wurde und heute zu den wichtigsten Attraktionen Hamadans zählt.

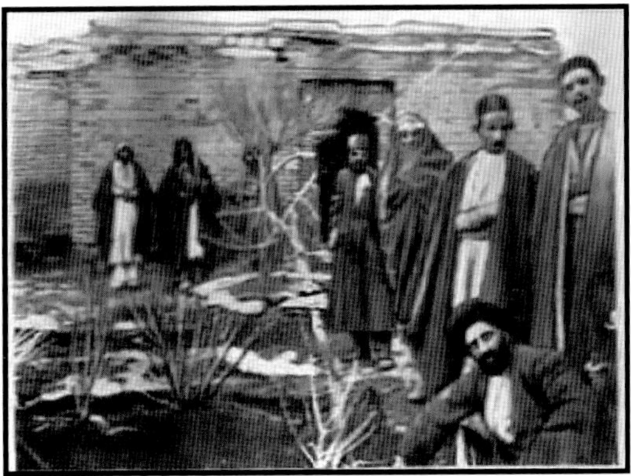

Abb. 3: Grabmal des Avicenna in Hamadan.

I.4. Zum Werk Avicennas

Die in den 25 Jahren vor seiner Ankunft in Isfahan von Unstetigkeit geprägten Lebensumstände Avicennas lassen eigentlich eine negative Auswirkung auf seine Schreibtätigkeit erwarten. Tatsächlich gibt es zum Beispiel eine entsprechende Bemerkung al-Juzjanis, die von Schwierigkeiten bei der Abfassung des „Kanon“ zeugt:

> „Er [Avicenna] hatte die Notizen auf einzelnen Bogen gesammelt, diese gingen aber verloren, bevor noch der *Canon* abgeschlossen war.“

Trotz aller Widrigkeiten entfaltete Avicenna aber dennoch eine beeindruckende literarische Produktion, deren Umfang sich bislang nicht mit letzter Präzision bestimmen läßt. Dies ist vor allem darauf zurückzuführen, daß sich sein Werk nach seinem Tod rasch zum Kern eines Korpus entwickelte, welches Texte unterschiedlichster Herkunft und Autoren unter seinem Namen tradierte. Dabei wuchs die seiner Biographie beigegebene Werkeliste in den Handschriften von zunächst rund 40 auf weit über 200 Titel an; einzelne Werke firmieren dabei zum Teil als eigenständige Schriften, zum Teil aber auch als Teile größerer Werke. So erwähnt Juzjani etwa ein „Kleines Kompendium der Logik“, welches Eingang in das erste Buch des „Buches der Heilung“ fand. Trotz der großen

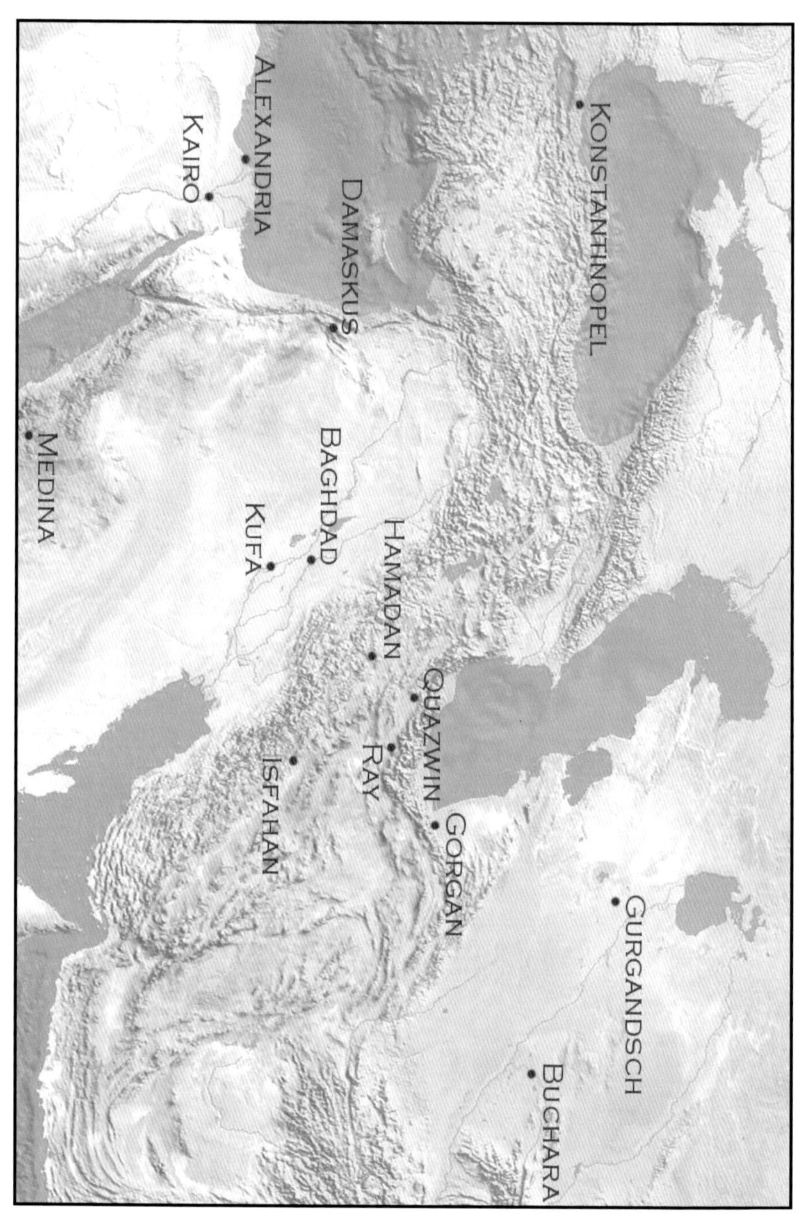

Abb. 4: Übersichtskarte zur Biographie Avicennas.

Zahl von Schriften, die unter Avicennas Namen überliefert sind, weist die Überlieferung insbesondere des philosophischen Werks teilweise erhebliche Lücken auf. Auch fehlen in vielen Fällen bis heute kritische Ausgaben zentraler Texte, was zuletzt David Reisman zu der Aussage veranlaßt hat, es sei „a wonder that any good work at all is done on Avicenna, considering the sorry state of his corpus."

Unter den verschiedenen, zum größten Teil in arabischer Sprache verfaßten Schriften Avicennas bilden Texte zu Philosophie und Medizin zwei zentrale inhaltliche Schwerpunkte. So verfaßte er zum einen ein großes Werk, welches den medizinischen Wissensstand seiner Zeit zusammenfaßte und systematisierte; auf diesen „Kanon der Medizin" wird im folgenden Abschnitt näher eingegangen. Zum anderen entstanden bereits in Buchara erste philosophische Schriften als Ergebnis seiner intensiven Auseinandersetzung mit Aristoteles; sein philosophisches Schaffen fand dann einen Höhepunkt im während seiner Wanderjahre entstandenen „Buch der Heilung".

Das „Buch der Heilung", das in Teilen auch in lateinischer Übersetzung vorlag und dort eine erhebliche Entwicklung entfaltete, wurde von Avicenna in vier große Traktate aufgeteilt. Der erste Traktat behandelt die Logik und besteht aus acht Teilen; auf eine Einleitung folgen neben logischen auch dialektische, rhetorische und poetologische Ausführungen, die an der Ordnung des aristotelischen Werkes orientiert sind. Im Mittelpunkt des zweiten Traktates stehen Physik und Naturwissenschaften. Der dritte Traktat ist der Mathematik gewidmet und in vier Teile unterschiedlichen Umfangs unterteilt, die Geometrie, Astronomie, Arithmetik und Musik zum Inhalt haben; breiten Raum nehmen dabei die auf Euklid basierenden Ausführungen zur Geometrie sowie die an Ptolemaeus orientierte Behandlung der Astronomie ein. Im vierten Traktat schließlich wird die Metaphysik behandelt. Beim „Buch der Heilung" handelte es sich um eine zusammenfassende Aufarbeitung enzyklopädischen Charakter, die im Wesentlichen eine Auseinandersetzung mit der antiken Philosophie und dabei insbesondere mit der des Aristoteles beinhaltete. Avicenna verfaßte später zwei weitere, knappere Kompendien, die den Stoff des „Buches der Heilung" zusammenfaßten. Eines dieser Kompendien, das „Buch des Wissens", war in persischer Sprache verfaßt und seinem Förderer in Isfahan Muhammad ibn Rustam Dushmanziyar gewidmet.

Zeitlich möglicherweise hinter das „Buch der Heilung" ist die Abfassung des „Buches des ausgewogenen Urteils" zu datieren, eines ausführlichen Kommentars zum Werk des Aristoteles. Dieser entstand vollständig in Isfahan und bildete offenbar den Versuch Avicennas, sich von den Vorbildern antiker Philosophie zu lösen und wenigstens zum Teil eigene Wege zu gehen; Avicenna erläuterte im „Buch des ausgewogenen Urteils" nicht nur die Positionen des

Aristoteles, sondern stellte ihnen seine eigenen Überlegungen gegenüber. Der größte Teil des „Buches des ausgewogenen Urteils“ wurde bei der Plünderung Isfahans durch die Truppen des Sultans Masud von Gazna (1031 – 1040) im Jahr 1034 erbeutet und in die Palastbibliothek von Gazna verbracht, wo er mehr als ein Jahrhundert später schließlich einem Brand zum Opfer gefallen sein soll; lediglich zwei Teile des ursprünglich vermutlich äußerst umfangreichen Werkes sind in einer Parallelüberlieferung erhalten, und zwar ein Abschnitt zu Buch Lambda der aristotelischen Metaphysik sowie der Kommentar zur *theologia Aristotelis* Plotins, die ebenfalls im „Buch des ausgewogenen Urteils“ behandelt wurde; al-Juzjani vermerkt hier zum Verlust des Buches:

> „Als aber der Fürst Masud gegen Isfahan zog, plünderte sein Heer das Quartier des Meisters, und dieses Buch ging unter anderem verloren, Man hat niemals mehr eine Spur davon wiedergefunden.“

Als Kuriosum am Rande ist zu dieser Episode zu vermerken, daß Avicenna anscheinend mit Sultan Masud in einem wie immer gearteten Kontakt stand oder einen solchen aufzunehmen hoffte, denn in dieser Zeit entstand ein dem Sultan Masud gewidmeter „Traktat zur sexuellen Potenz“.

Einen ähnlichen Ansatz wie das „Buch des ausgewogenen Urteils“ verfolgte offenbar auch das als Pendant zum „Buch der Heilung“ gedachte Werk „Die Östlichen“. Dessen inhaltlicher Aufbau war am „Buch der Heilung“ orientiert, Avicenna verzichtete in ihm aber auf die Wiedergabe von Positionen, die er selbst nicht vertrat. Wie im „Buch der Heilung“ folgte auf eine Einleitung zunächst ein Überblick über die Logik, dann ein wiederum zweigeteilter Teil über die Metaphysik, ehe in zwei weiteren Teilen ausgewählte Aspekte von Physik und Ethik behandelt wurden. Auch hier ist der größte Teil verloren, und lediglich die Einleitung sowie ein Teil der Behandlung der Logik sind erhalten.

Neben philosophischen und medizinischen Texten verfaßte Avicenna schließlich auch Traktate zu anderen Themen. So beschäftigte er sich, den Neigungen – und Anweisungen – seines Gönners in Isfahan folgend, jahrelang mit der Beobachtung der Gestirne und ergänzte astronomische Tabellen aus der Antike. Vergleichsweise ausführlich schildert Juzjani in der Biographie auch das Interesse Avicennas an der Grammatik des Arabischen, das schließlich in der Entstehung eines Werkes mit dem Titel „Die Sprache der Araber“ mündet. Juzjani betont, daß eine derartige Schrift zuvor noch nie abgefaßt worden war, beendet seine Ausführungen allerdings mit dem trockenen Hinweis:

> „Er übertrug es aber nicht ins Reine, und als er starb, blieb es im Konzept, und niemand sah sich veranlaßt, es zu ordnen.“

I.5. Der „Kanon der Medizin“

Für die arabisch-islamische Medizin waren von Anfang an das Korpus der galenischen Schriften und Galen selbst maßgeblich. Daher verwundert es wenig, daß dieser auch im „Kanon der Medizin“ eine zentrale Autorität darstellt, zumal es sich beim „Kanon“ keineswegs um eine genialische Neuschöpfung oder um die Darlegung von bislang Unbekanntem handelte. Vielmehr faßte der „Kanon“ den bisherigen Kenntnisstand der arabisch-islamischen Medizin zusammen.

Es handelte sich hierbei nicht um den ersten derartigen Versuch; Vorläufer Avicennas hatten allerdings nicht in vergleichbarer Weise den Weg in den lateinischen Westen gefunden. Ein wesentlicher Grund hierfür dürfte in der Herangehensweise des Avicenna bestanden haben, die sich insofern von der seiner Vorgänger unterschied, als er der Medizin einen konkreten und eigenständigen Platz innerhalb des Kanons der übrigen Wissenschaften zuwies und sie so zum Beispiel klar zur Naturphilosophie hin abgrenzte, was den „Kanon“ als Lehrbuch in besonderem Maße attraktiv erscheinen ließ.

Das im „Kanon“ gesammelte Material ist in insgesamt fünf Bücher aufgeteilt. Das erste Buch behandelt dabei die allgemeinen Prinzipien der Medizin und ist wiederum in vier Teile unterteilt. Zunächst widmet sich Avicenna der allgemeinen Beschaffenheit des Körpers, der Theorie der vier Elemente und ihrer Bedeutung für den menschlichen Körper, den vier im Körper wirksamen Säften, der allgemeinen Physiologie des Körpers sowie schließlich den Funktionsweisen seiner verschiedenen Teile. Im zweiten Teil stehen dann die Ursachen sowie die Symptome von Krankheiten im Vordergrund, während der dritte Teil Maßnahmen gewidmet ist, die der Krankheitsprophylaxe dienen; darunter nehmen Diäten einen besonderen Platz ein. Der vierte Teil schließlich ist der Behandlung von Krankheiten gewidmet, wobei auch hier wieder den Diäten besonderer Raum eingeräumt wird.

Das zweite Buch des „Kanon“ behandelt die sogenannte *materia medica*. Zunächst werden in einem ersten Teil – dieser bildet eine allgemeine Einleitung, die in sechs Kapitel aufgeteilt und in dem vorliegenden Büchlein übersetzt ist – die grundlegenden Wirkungsmechanismen von Arzneien gemäß der im ersten Buch dargelegten Lehre von den Elementen und den Funktionen des Körpers erklärt. Der zweite Teil besteht aus einer Sammlung von insgesamt rund 800 Monographien über heilsame Pflanzen und Mineralien.

Das dritte Buch nimmt systematisch Krankheiten verschiedener Organe in den Blick, beginnend mit den Krankheiten des Kopfes. Im Mittelpunkt des vierten Buches stehen ebenfalls Krankheiten, und zwar solche, die zum einen – im Gegensatz zu den im vorhergehenden Buch behandelten Krankheiten – den ge-

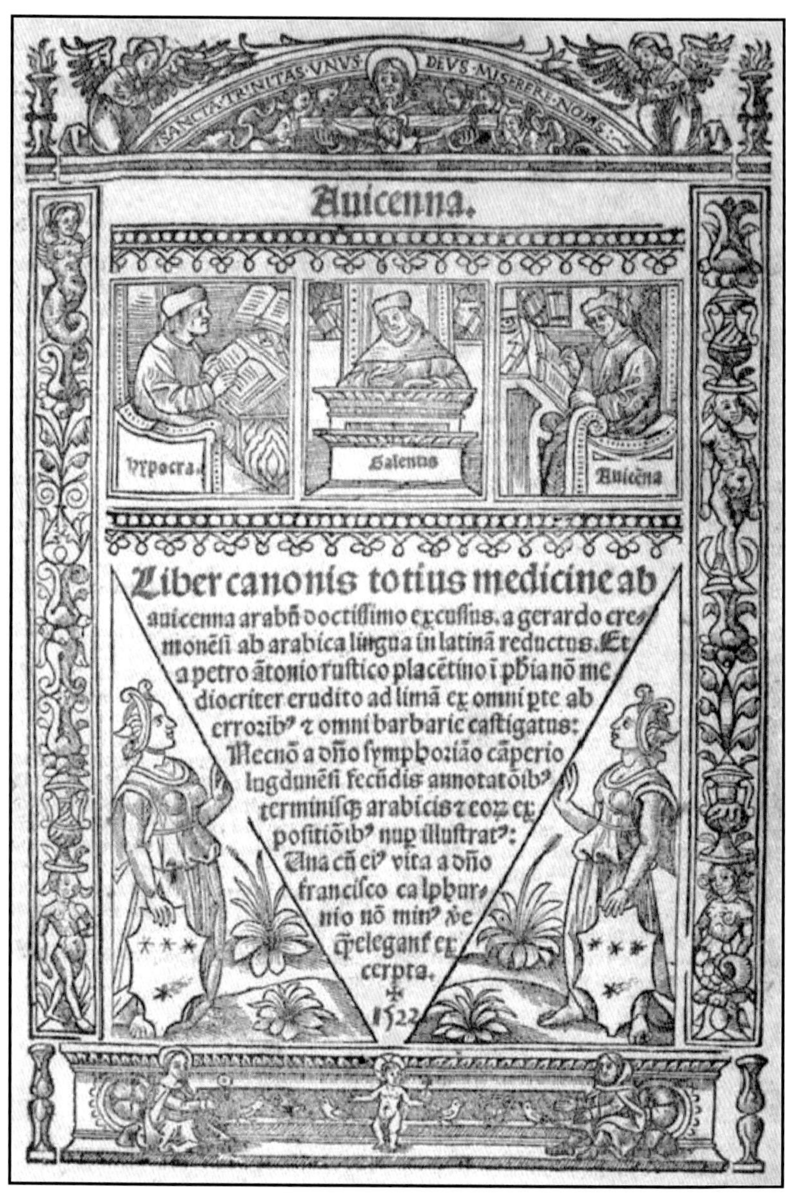
SANCTA·TRINITAS·VNVS·DEVS·MISERERE·NOBIS

Auicenna.

Hypocra.

Galenus

Auicenna

Liber canonis totius medicine ab
auicenna arabũ doctissimo excussus. a gerardo cre-
monẽsi ab arabica lingua in latinã reductus. Et
a petro ãtonio rustico placẽtino i phiã nõ me
diocriter erudito ad limã ex omni pte ab
erroribꝰ et omni barbarie castigatus:
Necnõ a dño symphorião cãperio
lugdunẽsi fecũdis annotatoibꝰ
terminisq3 arabicis et eorũ ex
positioibꝰ nup illustratꝰ:
Una cũ eiꝰ vita a dño
francisco calphur-
nio nõ minꝰ doc
te qz elegant ex
cerpta.
1522

Abb. 5: Frontispiz einer lateinischen Canon-Ausgabe von 1522; in der Bildfolge über dem Titel erscheinen die drei „Großen“ der Medizingeschichte: Hippokrates, Galen und Avicenna.

samten Körper betreffen. Dazu zählen Fieber und verschiedene Formen von Vergiftungen. Zum anderen werden hier Erkrankungen untersucht, die verschiedene Teile des Körpers befallen können, darunter Brüche und andere äußere und innere Verletzungen. Beim fünften Buch handelt es sich schließlich um ein Rezeptbuch, in dem rund 650 zusammengesetzte Medikamente vorgestellt werden.

I.6. Von Zentralasien nach Paris – die Rezeption des Werkes Avicennas

Es dauerte rund ein Jahrhundert, bis die ersten Schriften des Avicenna in lateinischen Fassungen ihren Weg in den Westen gefunden hatten. Insbesondere in der sogenannten „Schule von Toledo“ bemühten sich Übersetzer zunächst intensiv um das philosophische Werk. So entstanden bis zum Ende des 12. Jhs. lateinische Übersetzungen verschiedener Teile des „Buches der Heilung“. Neben Abschnitten zu Logik und Physik stieß vor allem die Metaphysik des Avicenna auf großes Interesse; es war dieser Teil des „Buches der Heilung“, der offenbar 1215 in Paris eine breite Leserschaft gefunden hatte und dessen Lektüre von Robert of Courçon in seinem eingangs vorgestellten Erlaß verboten worden war. Auch im 13. Jh. wurden weitere Schriften Avicennas ins Lateinische übertragen, darunter unter anderem – ebenfalls aus dem Buch der Heilung – ein Kommentar zu einer arabischen Übersetzung der *historia animalium* des Aristoteles, die auf Anweisung Kaiser Friedrichs II. hin im Jahr 1230 unter der Aufsicht des Michael Scotus übersetzt wurde. Die Kenntnis des Westens vom philosophischen Werk Avicennas beschränkte sich zunächst im Wesentlichen auf Texte aus dem „Buch der Heilung“; nur vereinzelt finden sich hier lateinische Fassungen von anderen Werken, so etwa die 1306 in Barcelona entstandene Übersetzung von *de medicinis cordialibus*.

Im Gegensatz zu seinem medizinischen Werk, von dessen Wirkung in den anschließenden Abschnitten die Rede sein wird, bildeten die übersetzten philosophischen Texte zunächst kein einheitliches Korpus, das eine eigenständige Rezeptionsgeschichte hätte entwickeln können. Vielmehr stellten sie den Kern einer größeren Sammlung philosophischer Literatur dar, die sowohl Übersetzungen von Werken anderer Autoren aus der islamischen Welt enthielt als auch lateinische Fassungen von christlichen und neuplatonischen Autoren der Spätantike. In dem Maße, in dem im Verlauf des 13. Jhs. Aristoteles immer stärker in den Blick genommen wurde, gewannen insbesondere die Paraphrasen, Zusammenfassungen und Erläuterungen des Avicenna zunehmend an Bedeutung. Seine Auseinandersetzung mit Aristoteles hinterließ so wiederum deutlich erkennbare Spuren in den Werken von Albertus Magnus und Thomas von Aquin. Um die Wende vom 15. zum 16. Jh. entstanden dann die ersten Drucke der lateinischen Übersetzungen; dabei wurden durch Andrea Alpago weitere Texte Avicennas ins Lateinische übersetzt, Eine größere Verbreitung scheint dieses neue Material jedoch nicht mehr erfahren zu haben.

Das medizinische Werk Avicennas scheint in größerem Umfang erst mit dem beginnenden 13. Jh. verstärkt im Westen wahrgenommen worden zu sein. Allerdings wurde die maßgebliche Übersetzung des „Kanon“ vermutlich schon um die Mitte des 12. Jhs. in Toledo von Gerhard von Cremona (1114 – 1187) angefertigt. Der über einen langen Zeitraum im Domkapitel zu Toledo als Diakon und Lehrer tätige Gerhard war der bedeutendste der spanischen Übersetzer; er fertigte lateinische Übersetzungen von mehr als 70 Werken an und gilt als der wichtigste Übermittler arabischen Wissens in den lateinischen Westen. Zu den von ihm bearbeiteten Werken zählen neben astronomischen, philosophischen und mathematischen Texten vor allem zahlreiche medizinische Schriften, von denen er lateinische Fassungen anfertigte. Zwar war die Tätigkeit Gerhards und der anderen in Spanien arbeitenden Übersetzer ohne Zweifel verdienstvoll, aufgrund von vermutlich nur in den wenigsten Fällen wirklich ausreichenden Arabischkenntnissen war sie aber auch mit deutlichen Reibungsverlusten verbunden; so berichtet der englische Scholastiker Daniel of Morley (ca. 1140 – ca. 1210), der einige Zeit in Toledo arbeitete, über die Übersetzung des Almagest, einer arabischen Fassung des astronomischen Hauptwerkes von Claudius Ptolemaeus:

> „*Girardus Tholetanus, qui Galippo mixtarabe interpretante Almagesti latinavit* ... (Gerard aus Toledo, der mit Hilfe des Mozarabers Galippus eine lateinische Fassung des Almagest anfertigte)“.

Der lateinische Text des Almagest entstand also entweder durch die sprachliche Überarbeitung und Bereinigung einer von Galippus hergestellten Rohfassung oder sogar durch die Übersetzung einer von Galippus angefertigten altkastilischen Übersetzung ins Lateinische. In beiden Fällen ist für das Ergebnis kaum von einer wortgetreuen Übertragung auszugehen. Übrigens war diese Tatsache bereits den Zeitgenossen bewußt, wie eine Bemerkung des englischen Philosophen Roger Bacon (ca. 1214 – 1292/1294) über den in der Mitte des 13. Jhs. tätigen Übersetzer Hermannus Alemannus (gest. 1272?) zeigt:

> „*nec Arabicum bene scivit, ut confessus est, quia magis fuit adjutor translationum quam translator; quia Saracenos tenuit secum in Hispania, qui fuerunt in suis translationibus principales* (Auch Arabisch verstand er kaum, wie er zugegeben hat, da er mehr ein Berater bei der Übersetzung als ein Übersetzer war; er hatte in Spanien nämlich Sarazenen um sich, die für ihn die eigentliche Übersetzungsarbeit erledigten).“

Für die Übersetzung des „Kanon“ ist in jüngerer Zeit auch eine Verwechslung des bedeutenden Gelehrten aus Cremona und Toledo mit einem weitaus weniger bekannten, aber namensgleichen Gerhard von Sabbioneta diskutiert worden, der ein Zeitgenosse Kaiser Friedrichs II. war und der die Übersetzung des Kanon angefertigt haben soll. Diese Möglichkeit kann aber sicher ausgeschlossen werden – bereits gegen Ende des 12. Jhs. griff Guido von Arezzo der Jüngere, der an der Domschule in Parma unter anderem Medizin unterrichtete, für seinen *liber mitis* in großem Umfang auf den „Kanon“ des Avicenna in der Übersetzung des Gerhard von Cremona zurück. Trotz einer von modernen Vorstellungen deutlich abweichenden mittelalterlichen Zitationspraxis lassen sich im Werk des Guido sowohl direkte Bezüge zum Werk Avicennas als auch zahlreiche indirekte Anklänge finden, die sich nur durch Lektüre und gute Kenntnis der Avicennaübersetzung des Gerhard von Cremona erklären lassen. Ein Beispiel für einen direkten Bezug bietet die Behandlung der Verdauung durch Guido, bei der er auf Avicenna verweist:

> „*Digestio est alteratio nocivae qualitatis materiei ... et vocatur ab Avicenna in quarto libro Canonis Medicinae adaequatio, secundum quod sic describitur ab eodem: digestio est adaequatio substantiae materiei* (Verdauung und Verteilung ist eine Komplexionswandlung der schädigenden Qualität des Krankheitsstoffs ... von Avicenna wird sie im 4. Buch des ‚Canon medicinae‘ Ausgleichung genannt, entsprechend dem, was von ihm so beschrieben wird: Verdauung und Verteilung ist eine Ausgleichung in der Beschaffenheit des Krankheitsstoffs).“

Ohne direkte Namensnennung, aber in unverkennbarer Anlehnung an das Vorbild des Avicenna formuliert Guido an anderer Stelle:

> „*Cum mihi tempus ex otio dabitur et secunda fortuna successerit, idem in aliis morborum generibus determinabo* (Wenn mir in einer Ruhepause die Zeit geschenkt wird und ein gutes Geschick mit dazu hilft, will ich dasselbe auch noch bei den anderen Arten von Krankheiten darstellen).“

Diese auf den ersten Blick wie ein bereits in der Antike zu findender Topos wirkende Wendung erweist sich bei näherem Blick als offenkundig vom Prooemium des „Kanon“ inspiriert – dort ist in teilweise wörtlicher Übereinstimmung zu lesen:

> „*Quodsi Deus meum prolongaverit terminum et **secunda successerit fortuna**, me **ad alia** praeparabo* (Wenn Gott mein Lebensende

> hinausrückt und ein gutes Geschick mit dazu hilft, will ich mich auch noch zu anderem anschicken)."

Die erste Erwähnung des medizinischen Werkes Avicennas im universitären Unterricht findet sich dann zu Beginn des 14. Jhs.: In einer auf den 8. September des Jahres 1309 datierten Bulle wies Papst Clemens V. die Universität von Montpellier an, zum medizinischen Unterricht insgesamt sechs Werke Galens zu verwenden und unterstützend dazu auch das – nicht näher bestimmte – Werk Avicennas oder noch drei weiterer Autoren zu Rate zu ziehen. Neben dem „Kanon" gelangten zwei andere medizinische Werke des Avicenna in lateinischen Übersetzungen in den Westen: im Jahr 1306 übersetzte Arnald von Villanova den psychiatrischen Traktat *de viribus cordis*, während wenige Jahre zuvor sein Neffe Armengaud Blasius in Montpellier schon eine lateinische Prosafassung eines medizinischen Vershandbuches des Avicenna angefertigt hatte.

Die nachfolgende Verbreitung dieser Übersetzungen bezeugt unter anderem ein anläßlich der Übernahme des Dekanats der medizinischen Fakultät in Paris im November 1395 durch den Franziskaner Petrus de Vallibus zusammengestellter Bibliothekskatalog, in dem sich neben einem *volumen magnum* der Werke Galens auch ein Band mit folgender Inhaltsbeschreibung findet:

> *item expositiones antiquas super partes Avicennae, in papiro; item secundum et tertium canonem Avicennae, in eodem volumine* („dazu die alten Kommentare zu einzelnen Schriften des Avicenna, auf Papier; dazu das zweite und dritte Buch des Kanon des Avicenna, in demselben Band").

Der Charakter des „Kanon" als umfassendes Handbuch machte ihn für den Unterricht besonders attraktiv, und so fand er spätestens ab dem Ende des 13. Jhs. Eingang in die universitären Curricula Europas. Als Folge entstanden ab dem 14. Jh. zahlreiche, teilweise umfangreiche Kommentare zu einzelnen Teilen des „Kanon". Dessen Popularität nahm auch in den folgenden Jahrhunderten zunächst nicht ab. So beinhaltete die 1472 erschienene erste Druckausgabe zwar lediglich das dritte Buch, bis zum Ende des Jahrhunderts wurden dann allerdings elf Gesamtausgaben aufgelegt, denen in den folgenden rund 100 Jahren bis 1608 weitere 14 Gesamtausgaben folgten. Daneben erschienen zahlreiche Teilausgaben, aber auch Kommentare sowie Erläuterungen zum Gesamtwerk Avicennas. Die zum Teil problematische Textgestalt der mittelalterlichen Kanonübersetzung zog im Lauf des 16. Jhs. das Interesse verschiedener Übersetzer an. Neben Übersetzungen einzelner Abschnitte aus einer hebräischen Paralleltradition des „Kanon" erschienen gegen Ende des Jahrhunderts zwei Neuübersetzungen, die sich jedoch lediglich auf das erste Buch beschränkten.

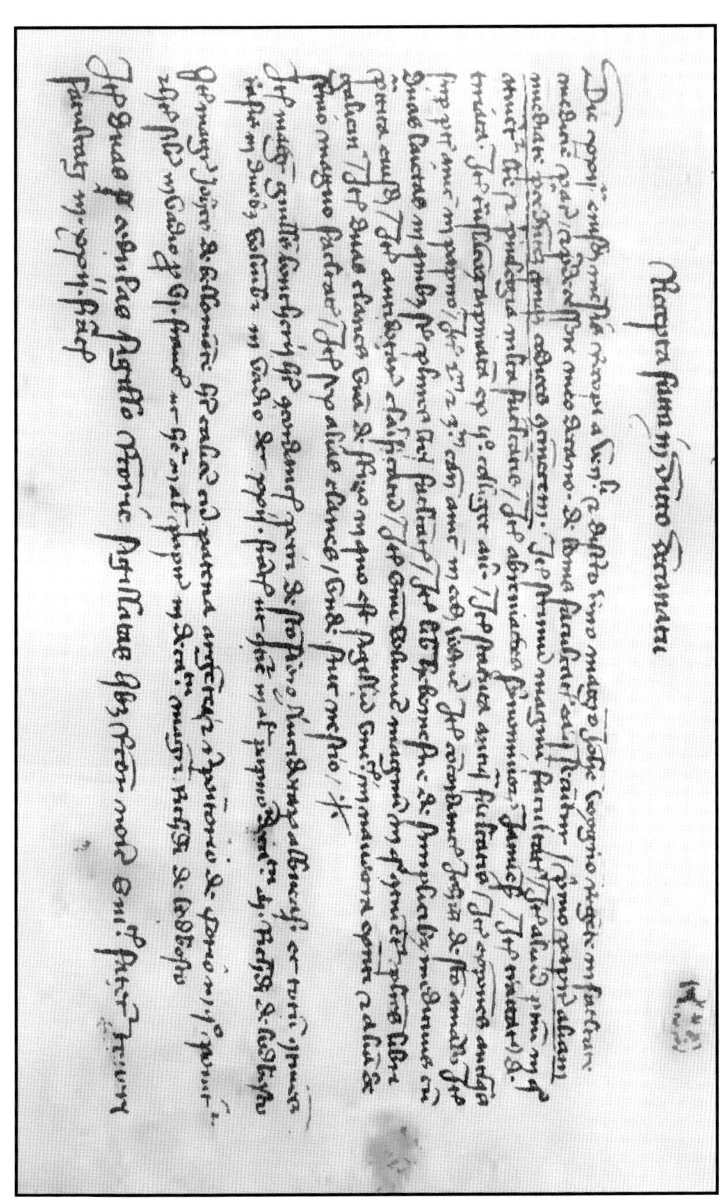

Abb. 6: Bibliothekskatalog der medizinischen Fakultät Paris aus dem Jahre 1395 (nach Wickersheimer 1915).

Die einzige Komplettrevision des mittelalterlichen Textes unternahm der um die Mitte des 15. Jhs. in Belluno geborene Andreas Alpagus (Andrea Alpago). Dieser war über einen Zeitraum von 30 Jahren an der venetianischen Botschaft in Damaskus als Arzt tätig und hatte sich nicht nur gute Arabischkenntnisse angeeignet, sondern besaß offenbar auch Zugang zu verschiedenen arabischen Handschriften des Avicenna. Das Ergebnis seiner langjährigen Beschäftigung mit dem „Kanon" veröffentlichte schließlich nach seinem Tod im Jahr 1521 sein Neffe Paulus Alpagus (Paolo Alpago); die Gesamtausgabe, die auch eine verbesserte Übersetzung der *cantica*, die Nachweise sämtlicher Quellenzitate im gesamten „Canon" sowie mehrere umfangreiche Glossare arabischer Pflanzen- und Arzneinamen enthielt, die von Alpagus in vielen Fällen völlig neu translitteriert wurden, erschien 1527. Der Titel macht deutlich, daß sich Andreas Alpagus als der Übermittler des „eigentlichen" Avicenna sah:

> *principis Avic(ennae) Liber Canonis necnon de Medicinis cordialibus et Canticum ab Andr(ea) Bell(unensi) ex antiquis Arabum originalibus ingenti labore summaque diligentia correcti atque in integrum restituti* („Der Kanon des Meisters Avicenna, die Schrift *de medicinis cordialibus* sowie die *cantica* von Andrea aus Belluno aus alten Originalhandschriften der Araber mit ungeheurer Mühe und größter Genauigkeit berichtigt und wiederhergestellt").

Im Jahre 1547 gab Paulus Alpagus schließlich noch vier weitere Übersetzungen aus der Feder seines Onkels heraus; zwei dieser Texte waren bis zu ihrer Veröffentlichung im Westen unbekannt geblieben.

Obwohl bei Andreas Alpagus noch das medizinische Interesse am Werk Avicennas im Vordergrund stand, begann die Bedeutung im medizinischen Unterricht bereits im 16. Jh. allmählich zu sinken. Zwar war die öffentliche Verbrennung des „Kanon" durch Paracelsus (1493 – 1541) im Jahr 1527 ein für ihre Zeit noch eher untypischer Vorgang und weniger konkret gegen Avicenna als vielmehr allgemein gegen bisherige Autoritäten gerichtet, doch setzte Kritik an Avicenna in dem Maße ein, in dem das Interesse am medizinischen Wissen der Antike stieg und Texte aus den hippokratischen und galenischen Korpora verfügbar wurden. Daneben waren die Humanisten energisch bestrebt, von dem Latein des Gerhard von Cremona – das ja auch noch der Alpagus-Ausgabe zugrundelag – wegzukommen. Die Folge war, daß man die Begrifflichkeiten der Salernitanischen Medizin durch Termini, die man bei Celsus fand, ersetzte, ferner kam es zur fast völligen Ausrottung der arabischen Pflanzennamen.

Gleichzeitig begann sich die in den Anfängen befindliche Arabistik für das Werk Avicennas zu interessieren. Besonders deutlich wird dies unter den neuen Bemühungen im 17.Jh., den Kanon zu übersetzen, insbesondere bei der Ausgabe

Peter Kirstens, des Leibarztes der schwedischen Königin Christine. Dieser legte im Jahr 1609 das zweite Buch des „Kanon“ in einer zweisprachigen, arabisch-lateinischen Ausgabe vor. Zu diesem Zeitpunkt hatte der „Kanon“ seine bestimmende Bedeutung als medizinisches Lehrbuch in Europa aber bereits verloren. In dieser Entwicklung muß wohl auch die Ursache für den Umstand gesehen werden, daß der „Canon“ im weiteren Verlauf des 18. und 19. Jhs. keine deutsche Gesamtübersetzung mehr erfuhr.

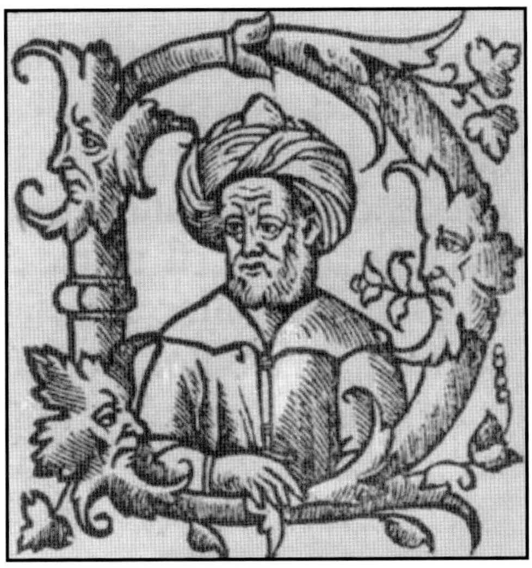

Abb. 7: Avicenna in einer Miniatur aus dem 16. Jh.

II. Übersetzung

I.1. Zum vorliegenden Text

Das vorliegende Bändchen bietet eine Übersetzung der Eingangskapitel des zweiten Buches des „Kanon“. Eine kritische Ausgabe des zweiten Kanonbuches liegt bislang nicht vor; daher basiert die Übersetzung auf der Druckausgabe Venedig 1507, kollationiert mit der von Andreas Alpagus revidierten und 1556 in Basel publizierten Ausgabe des lateinischen „Kanon“. In diesen Kapiteln behandelt Avicenna allgemein die Wirkungsprinzipien der einzelnen Arzneien; diese Ausführungen sind für die Zuweisung der im Hauptteil des zweiten Buches aufgelisteten Pflanzen und Arzneien grundlegend. So bieten sie insbesondere einen wichtigen Einblick in das allgemeine Verständnis der Wirkungsweise von Heilpflanzen. Nach dem Wissen des Herausgebers steht derzeit keine greifbare deutsche Übersetzung dieser Kapitel zur Verfügung.

II.2. Avicenna, Canon, Buch II – Übersetzung des 1. Traktats[1]

Hier beginnt Avicennas 2. Buch des ‚Canon', das heißt: Richtschnur und Regel.

Von den Büchern, die wir über die Medizin abgefaßt haben, handelt das erste von den allgemeinen Beurteilungsgrundlagen in der Medizin; das zweite ist das hier zusammengestellte über die Einzelarzneien, und dieses Buch wiederum haben wir in zwei Traktate geteilt: der erste handelt von den allgemeinen Regeln, über die du in der Arzneikunst Bescheid wissen mußt, und dabei geht es um das Wissen von den Wirkungskräften, welche die Arzneien in der Medizin haben; der zweite Traktat handelt vom Erkennen der Kräfte der Einzelarzneien (mit ihren jeweiligen Wirkungstätigkeiten).

Den **1. Traktat** haben wir in **6 Kapitel** eingeteilt:

1. Kapitel: Über die Komplexionen[2] der Einzelarzneien.

2. Kapitel: Über das Erkennen der Wirkungskräfte der Einzelarzneien durch Probe.

3. Kapitel: Über das Erkennen der Wirkungskräfte der Einzelarzneien durch logisches Denken.

4. Kapitel: Über das Erkennen der Wirkungstätigkeiten der Einzelarzneien.

5. Kapitel: Über die Beurteilungsgrundlagen bei Arzneien aufgrund von Einflüssen, die ihnen von außen her zustoßen.

6. Kapitel: Über das Sammeln der Arzneien und über ihre Aufbewahrung.

---

[1] Dies sind die sechs Vorsatzkapitel.

[2] Die ideale Komplexion besteht in der Äquivalenz der Primärqualitäten warm/kalt und trocken/feucht; sie heißt auf griechisch *Eukrasia*, lateinisch *bonum temperamentum*.

1. Kapitel. Über die Komplexionen der Einzelarzneien.

Wir haben schon im 1. Buch die Aussageabsicht unserer Darstellung erklärt, nämlich: diese Arznei ist **heiß** (und erhitzend), diese ist **kalt** (und abkühlend), diese ist **feucht** (und befeuchtend), und diese ist **trocken** (und trocknend). Ferner haben wir dort gezeigt, daß dies so ist (nämlich daß diese Primärqualitäten so sind) im Verhältnis zu unseren Körpern und im Vergleich mit diesen (das heißt in Relation zu diesen); dazu haben wir noch vorausgeschickt, daß die Grundstoffe aller zusammengesetzten Dinge, seien sie nun den Steinen, den Pflanzen oder den Lebewesen zugehörig, die vier (bekannten) Elemente sind und daß diese vier Elemente sich miteinander mischen und wechselseitig aufeinander wirken, bis sie zur Ruhe kommen und beständig werden: entweder weil sie schon von vornherein in Ausgeglichenheit und gerechter Verteilung vorhanden waren oder weil eines von ihnen zur Herrschaft gelangt; und wenn sie nun auf jene (oder auch auf diese) Weise zur Ruhe kommen und beständig werden, so ist die wahre Komplexion erreicht.
Ferner haben wir noch vorausgeschickt, daß diese (wahre) Komplexion, sobald sie im zusammengesetzten Ding erreicht ist und in ihm enthalten ist, dieses geeignet macht, jene Kräfte und Eigenschaften in sich aufzunehmen, denen es eigentümlich ist, daß sie in ihm (der Komplexion gemäß) vorhanden sind. Und allgemein haben wir aufgezeigt, aus wie vielen Einzelmöglichkeiten die Komplexion besteht und was durch eine ausgeglichene Komplexion erstrebt und erreicht wird: beim Menschen wie bei den Arzneien. Und dann haben wir aufgezeigt, daß daraus allerdings nichts anderes ersichtlich wird, als daß der Menschenleib, wenn er einer Arznei begegnet und auf sie Wechselwirkung tut durch seine in ihn eingeborene Wärme, durch sie nicht umgewandelt wird (in seiner Komplexion) und daß sie über ihn auch nicht so mächtig ist, daß sie im Menschenleib Abkühlung oder Erwärmung, Trocknung oder Befeuchtung über das Maß hinaus, wie es im Menschen vorgegeben ist, einprägen kann.[3] Indes haben wir dadurch nicht gezeigt, daß die Komplexion der Arznei der Komplexion des Menschen ähnlich ist; die Komplexion des Menschen gibt es nämlich allein im Menschen.

Ferner mußt du nun wissen, daß Komplexion in zwei Arten auftritt; es gibt nämlich die **erste** und die **zweite Komplexion**.

Die **erste Komplexion** ist die, die von den Elementen kommt.

Die **zweite Komplexion** ist jene Komplexion, die von den Dingen kommt, die in sich selber eine Komplexion besitzen; wie sich das beispielsweise bei der Kom-

[3] Seinem jeweiligen Lebensalter entsprechend besitzt der Mensch jeweils eine andere Komplexion; diese kann durch äußeren Einfluß (durch Medikamente) in ihrer Auswirkung verstärkt oder gemildert, jedoch niemals zurückverwandelt werden.

plexion von zusammengesetzten Arzneien verhält[4], wie etwa bei der Komplexion des Theriak.[5] Jede der Einzelarzneien nämlich, aus denen Theriak besteht, hat ihre eigene, eigentümliche (primäre) Komplexion; dann werden sie vermischt und zusammengesetzt, so daß sie eins werden und ihnen eine (neue) Komplexion zukommt: die nennt man dann die zweite (sekundäre) Komplexion. Und diese zweite Komplexion betrifft durchaus den ganzen Gegenstand, ist jedoch künstlich erzielt. Indessen ist sie manchmal auch natürlich: Milch stellt nämlich in Wahrheit eine Mischung dar und besteht so aus einem wässerigen, einem käsigen und einem butterigen Teil; und jeder dieser drei Bestandteile ist von Natur aus nicht einfach, sondern (selbst wieder) zusammengesetzt und hat seine jeweils eigentümliche Komplexion: und so entsteht diesfalls die zweite Komplexion durch einen Wirkungsvorgang der Natur; ist nicht künstlich erzielt.

Die **zweite Komplexion** gibt's aber auf zwei Arten: als **starke Komplexion** oder als **schwache Komplexion**.

Von einer **starken Komplexion** redet man beispielsweise dann, wenn irgendein einfacher Bestandteil mit einem anderen vereinigt wird, und zwar in einer derartigen Einigung, daß ihre Trennung dann nicht nur für die in uns eingeborene Wärme schwierig wird, sondern wenn diese Einigung derartig ist, daß ihre Trennung sogar für die Hitze des Feuers schwierig wird; wie sich's etwa beim Gold verhält. Die Mischung nämlich zwischen seiner Feuchtigkeit und seiner Trockenheit geht derart weit, daß Feuerhitze nicht ausreicht, um diese Qualitäten voneinander zu trennen; vielmehr geschieht das Folgende: sobald die Feuerhitze seine Wasserbestandteile auflöst, um sie hochsteigen zu lassen, werden sie noch zusammenhaltender gemacht und noch fester verbunden mit allen seinen erdigen Bestandteilen. Deswegen ist die Feuerhitze diesfalls nicht imstande, die Wasserbestandteile so hochsteigen zu machen, daß die Erdbestandteile zurückbleiben – was sie jedoch vermag und was du sehen kannst beim (grünen) Holz, sogar bei Blei und Zinn. Wenn also eine Komplexion vorliegt, deren Stärke diese (eben beschriebene) Art von Stärke ist, dann ist das Urteil nicht abwegig, daß eine Komplexion vorliegt, verursacht durch die Einigung von einfachen Bestandteilen, für deren Trennung die in uns eingeborene Wärme nicht ausreicht; und wie gesagt: wenn eine solche Komplexion vorliegt, spricht man von einer starken Komplexion.

Wenn diese ausgeglichen ist, bleibt sie im Körper ausgeglichen bestehen, bis seine Erscheinungsgestalt aufgelöst und zerstört wird; und wenn in ihr die Nei-

---

[4] Vgl. die Fortführung dieses Themas in Kap. 3.

[5] Der Theriak, die *domina medicinarum*, war eine kostspielige, aus etwa 60 Ingredientien zusammengesetzte, auf der Basis von Honig beruhende wohlschmeckende Latwerge nach antikem Rezept, die lange reifen mußte und gegen jedes Leiden hilfreich war. Ihre Wirkung beruhte wohl auf dem beigemischten Opium.

gung angelegt ist, daß eine ihrer Komponenten zur Herrschaft gelangt, dann bleibt diese Herrschaft im Körper bestehen, gleichfalls bis die Erscheinungsgestalt jenes Körpers und jener (Komponenten-)Komplexion zerstört wird; und Vorgangswirkung geht hierbei überhaupt nur in einer Form und Richtung aus.

Handelt es sich jedoch bei dieser (zweiten) Komplexion nicht um die starke, sondern die **schwache Komplexion**, bei der Trennung und Auseinanderlegung leicht wird, dann ist die Möglichkeit nicht weit vom Weg, daß deren einfache Bestandteile getrennt werden, da darin ja die Vorgangswirkung unserer Natur besteht, und daß so ein Bestandteil vom anderen entfernt wird, ferner daß diese Teile verschiedene Kräfte besitzen und daß also der eine Bestandteil die eine Wirkung tut und der andere die entgegengesetzte verrichtet.

Und wenn die (griechischen) Ärzte (zutreffend) erklären, daß die Kraft einer so beschaffenen Arznei aus entgegengesetzten Kräften zusammengesetzt sei, so ist hier wirklich nicht erforderlich, daß sie dabei auch noch folgende (falsche) Erkenntnis voneinander (abschreibend) gewinnen und du sie hinwieder von ihnen gewinnst: daß nämlich ein alleiniger Bestandteil der Arznei Abkühlung und Erwärmung mit sich bringe, indem er jede Wirkung einzeln ausübe, genauso wie Arzneien, die geteilt sind: denn dies ist ja nicht möglich; vielmehr befinden sich die beiden Wirkungen in zwei verschiedenen Teilen dieser Arznei, aus denen sie zusammengesetzt ist und dabei eine ist. Ferner ist nicht erforderlich, daß du dir überhaupt (veranlaßt durch die Lehre dieser Ärzte) einbildest, es gebe irgendeine Gattung von (zusammengesetzten) Arzneien, die nicht zusammengesetzt sei aus entgegengesetzten Kräften: denn sämtliche (zusammengesetzte) Arzneien sind zusammengesetzt aus entgegengesetzten Kräften.

Dagegen ist erforderlich, daß du daraus erkennst, daß die genannten Ärzte durch solche Ausdrucksweise festhalten, daß eine zusammengesetzte Arznei in ihrer Ausübungswirkung entgegengesetzte Kräfte besitzt, oder auch schon in ihrer Möglichkeit, die der Ausübungswirkung nahe ist (also in ihrer potentiellen Wirkung); denn in ihr sind ja (wie gesagt) verschiedene Bestandteile enthalten, von denen nun nicht etwa jeder auf den anderen jeweils eine ungestörte Ausübungswirkung verrichtet und so das ganze (zusammengesetzte) Ergebnis durch völlige Ähnlichkeit der Wirkung von ähnlichen Kräften erreicht (so verhält es sich also nicht); auch sind die Teile selbst ja nicht von vornherein untrennbar aneinanderhangend und vereinigt dergestalt, daß folgerichtig, wenn der eine in einem Körperteil ankommt und dann in ihm enthalten ist, der andere mit ihm zugleich ankommt und zugleich dort in ihm enthalten ist; denn wenn der letztere von ähnlicher Wirkungskraft wäre, würde ja seine Tätigkeit im Körper von der des ersteren durchaus nicht unterschieden und getrennt erfolgen; und wenn sich's so verhielte, daß die Bestandteile untrennbar aneinanderhangen, doch die Kräfte verschieden sind, dann bestünde zugleich die Möglichkeit, daß die prägende Wirkung dieser Bestandteile nicht unterschieden und getrennt erfolgte (– sie erfolgt aber unterschieden und getrennt und deshalb wirksam).

Es spielt sich ja vielmehr folgender Vorgang ab: wenn ein Bestandteil einer einfachen Arznei in einem Körperteil ankommt und dann in ihm enthalten ist, gesellt sich zu ihm, was von einer anderen einfachen Arznei her diesem Körperteil schon untrennbar anhaftet; so daß von seiten beider Bestandteile Wirkungsvorgang und Prägung ankommen, wie die Wirkungskräfte beider Teile sie beisteuern und anstreben in allen Teilen jenes Körperteils gemäß dem Ziel der Ausgeglichenheit; es steckt nämlich in jedem Teil dieser Arznei ein Hindernis, das die Vollendung seiner Ausübungswirkung ausschaltet und das ihn ihm befestigt ist. Es kommt indes auch vor, daß ein Teil des besagten Körperteils die Wirkung nur von einer der zwei einfachen Arzneien aufnimmt, ohne die andere, und daß die Natur von der einen Gebrauch macht und die andere ablehnt; und dies geschieht oftmals.

Unser Vortrag indes handelt nun nicht hiervon, sondern es geht um die Erscheinungsgestalt einer Arznei, deren prägende **Wirkung verschiedenartig** ist aus Ursache, die in ihr selber steckt, nicht anderswoher kommt. Und dieser Fall ist da, sofern die Mischung der einfachen Bestandteile schwach ist in Maß und Weise, so daß sie Scheidung oder Trennung zuläßt von Seiten einer Prägewirkung unserer (Körper-)Wärme. Die einfachen Arzneien aber, denen entgegengesetzte Kräfte einwohnen, wie oben dargestellt, sind die, in welchen diese völlige Mischung nicht zu finden ist.

Unter ihnen gibt's freilich andere, die von stärkerer (und weniger leicht aufzulösender) Mischung sind, so daß nicht Abwaschung noch Abkochung eine Trennung ihrer Kräfte veranlassen können: wie etwa die Kamille (*camomilla/chamaemilla*), in welcher auflösende[6] und zusammenziehende[7] Kraft zugleich enthalten ist; und wenn man sie kocht und zum Pflaster bereitet, wird keine dieser beiden Kräfte von ihr abgetrennt.

Andere Pflanzen gibt es wiederum, bei welchen eine **Abkochung** durchaus die Trennung ihrer Kräfte veranlassen kann: wie das beim Kohl (*caulis*) der Fall ist; die Substanz nämlich, aus welcher Kohl besteht, ist eine Mischung aus erdigem, zusammenziehendem (also kaltem) Stoff sowie aus feinem, abfegendem, salzigem (und warmem): kocht man den Kohl also in Wasser, so wird der salzige, abfegende (und erwärmende) Stoff aus ihm getrennt und im Wasser gelöst, der erdige, zusammenziehende (abkühlende) indessen bleibt im Kohl; und daher wirkt Kohlwasser lösend und abführend, Kohlblatt und -strunk dagegen zusammenziehend und stopfend. Nicht anders verhält sich's bei der Linse (*lens*) und

[6] Auflösend ist zugleich erhitzend.
[7] Zusammenziehend ist zugleich auch abkühlend und trocknend.

der Frucht der Alraune (*mandragora*); ähnlich beim Knoblauch (*allium*): denn in ihm steckt abfegende, brennende Kraft und zugleich starke Feuchtigkeit; eine Kochung aber trennt diese Wirkungen. Ähnlich sieht es auch bei der Zwiebel (*cepa*) aus und beim Rettich (*raphanus*) sowie bei den übrigen Knollen und Wurzeln.

Deshalb sagen wir, daß der Rettich verdauen macht, sich aber nicht verdauen läßt. Er macht nämlich verdauen, indessen nicht mit all seinen Bestandteilen, sondern alleine mit der feinen (erwärmenden) Substanz, die in ihm ist. Wird die nun aus ihm abgelöst, bleibt die dicke (abkühlende) Substanz, die in ihm ist, zurück; und diese zeigt sich gegenüber der Verdauungskraft (des Körpers) ungehorsam (und unterstützt sie nicht), weil sie zähklebrig ist (und kalt); doch jene andere Substanz (die feine, erwärmende also) schneidet in die Zähklebrigkeit hinein (und stückelt und löst sie).

Zu dieser Abteilung gehören sämtliche Arzneipflanzen, zwischen deren einfachen Bestandteilen die **Abwaschung** eine Trennung veranlassen kann, wie die Endivie (*endivia*) und die meisten anderen Gemüse; denn die Substanz der Endivie ist zusammengesetzt aus sehr viel erdigem, wässerigem, kaltem sowie ein wenig feinem (warmem) Stoff; daher geschieht die abkühlende Wirkung der Endivie als die Folge des ersten Stoffs, und auch die Öffnung der Verstopfungen (der Poren) kommt von ihm[8]; die durchdringende Wirkung der Endivie aber geschieht hauptsächlich als die Folge des zweiten Stoffs; und von diesem letzteren Stoff ist sehr viel in ganz feiner Form über der Oberfläche der Endivie ausgebreitet. Denn dieser Stoff ist mit ihr hochgewachsen und über ihr gewissermaßen ausgegossen: wenn er also mit Wasser gewaschen wird, löst er sich auf, und es bleibt nichts von ihm zurück, was man zu einer Heilbehandlung brauchen könnte: aus diesem Grund haben also die Ärzte (der Griechen) vorgeschrieben, daß Endivie nach dem Gesetz der Medizin gar nicht gewaschen werden darf.

Hier steckt die Ursache, warum sehr viele unter den Arzneien, wenn sie der Mensch **einnimmt**, heftig abkühlend (und daher auch zusammenziehend), doch wenn man aus ihnen ein **Pflaster** bereitet, auflösend (und erhitzend) wirken; wie das etwa beim Koriander (*coriandrum*) sich verhält: nimmt man ihn ein, ist seine abkühlende Wirkung äußerst stark; bereitet man aber ein Pflaster aus ihm, löst er mitunter beispielsweise Halsdrüsengeschwülste, vor allem, wenn das Pflaster mit Graupengrütze vermischt wird; dies geschieht deshalb, weil Koriander ja zusammengesetzt ist aus erdiger und wässeriger Substanz von hoher Abkühlungswirkung sowie aus feiner (und erwärmender) Substanz, die auflösende Wirkung hat. Nimmt man ihn also ein, gelangt zu ihm die in uns eingeborene Wärme und löst von ihm seine feine Substanz; die ist nicht von so großer Quan-

[8] Das widerspricht aber dem System: es müßte doch vom zweiten (erwärmenden) Stoff kommen.

tität, daß sie prägende Wirkung in seiner Komplexion verrichten kann; indessen fehlt sie jetzt, und übrig bleibt als letzte ganz allein die Substanz mit der Abkühlungswirkung. Bereitet man aber ein Pflaster aus dem Koriander, so zeigt sich, daß die erdige Substanz[9] nicht in die Körperporen dringen kann und also auch keinerlei prägende Wirkung in ihnen verrichtet; sondern der zweite, feine, feurige Stoff dringt in sie ein und wirkt säfteverteilend und säfteverdauend. Wenn also nun etwas von dem kühlenden Stoff noch dazugesellt wird, so hilft dies beim Zurücktreiben der (erhitzten und bösen) Säfte und besiegt die in uns eingeborene Wärme. Und dieser Vorgang ist dem nah und ähnlich, was wir im 1. Buch von der brennenden Wirkung der Zwiebel gesagt haben, wenn man aus ihr ein Pflaster macht, und von ihrer Harmlosigkeit, wenn man sie ißt[10]. Und da wir eine Ursache bei ihr angesetzt haben, die der hier angesetzten nah und ähnlich ist[11], muß nun die Folge sein, daß diese Aussage mit Sicherheit (als wahr) bekannt ist.

Es gibt indes auch solche unter den Arzneien, in welchen zwei verschiedene Substanzen der Natur gemäß und ganz **ohne Mischung** ihr Sein zu haben scheinen. Davon sind einige für die Sinneswahrnehmung offenkundig, wie die Bestandteile in der Zitrone (*citrus*). Hingegen sind andere Substanzen mehr verborgen: es scheint nämlich, daß die Rinde des Flohsamens (*psillium*) und was über der Rinde liegt, starke Abkühlungswirkung hat, das Mehl des Marks dagegen, das im Samen steckt, starke Erwärmungswirkung hat, so daß das Mark des Flohsamens anscheinend eine hautrötende oder geschwürerzeugende Arznei darstellt, die Rinde aber wohl wie eine Hülle wirkt, die zwischen den (entgegengesetzten) Wirkungen trennt. Trinkt man also die Abkochung des ungemahlenen Flohsamens, so gestattet die Härte seiner Rinde nicht, daß die Kraft seines Marks und was sonst in ihm ist, nach außen dringt; vielmehr bewirkt er nun mit dem, was aus der Rinde selbst offenkundig hervortritt, sowie dem (durch die Abkochung gewonnenen) Schleim eine Abkühlungswirkung. Wird der Same dagegen gerieben (und sodann gegessen), gelangt anscheinend das, was von ihm selbst gesagt wird, daß er nämlich ein Gift[12] sei, durch die Offenlegung des Marks und seines Inneren zur Wirkung. Dabei scheint also jene Eigenschaft, die durch das Reiben wirksam wird (nämlich die stark erwärmende), des Körpers Ausgangsporen öffnend zu durchbrechen (so daß der Kranke schwitzt); die and-

[9] Sie ist ja kühlend und zusammenziehend.

[10] Vgl. Canon 1.18: „Es gibt Arzneistoffe, die bei einer (äußerlichen) Begegnung mit dem Körper dessen Komplexion ändern, doch wenn sie in ihn eintreten, ändern sie diese nicht; wie das die Zwiebeln tun: werden sie äußerlich nach Art eines Pflasters dem Körper aufgelegt, erregen sie ein fressendes Geschwür, doch nimmt man sie durch Essen in ihn auf, fügen sie keinen Schaden zu.“

[11] Vgl. Canon 1.18: „Es gibt die Möglichkeit, daß eine Wirkung nicht aus einer Mischung kommt, sondern daß allein die Qualität eines Bestandteils die Komplexion des Körpers ändert.“

[12] Hier liegt also der seltenere Fall eines Giftes von warmer Qualität vor.

re Eigenschaft jedoch, die an dem unversehrten Samen hängt, scheint jene Poren in ihren Grundzustand zu versetzen und (zusammenziehend, da abkühlend) zu bändigen – aus der eben gezeigten Ursache.

Der Umfang aber dieser Ursachenherleitung dürfte hier genügen.

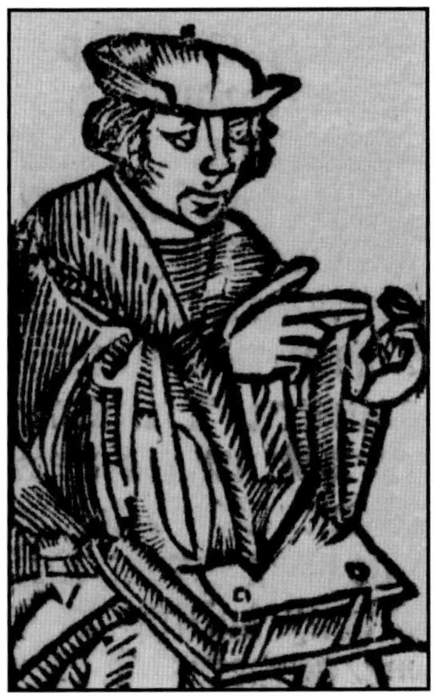

Abb. 8: Avicenna in einer Miniatur aus dem 16. Jh.

2. Kapitel. Über das Erkennen der Wirkungskräfte der Einzelarzneien durch Probe.

Die Wirkungskräfte der Arzneien werden erkannt auf zwei Pfaden: erstens auf dem Weg einer Probe, zweitens auf dem Weg eines logischen Nachdenkens. Wir wollen hier den Vortrag über die Probe an erste Stelle setzen. Dabei halten wir fest, daß eine Probe zum Erkennen der Kraft einer Arznei, worauf man sein Zutrauen setzen kann, nicht zum Ziel führt, wenn nicht zuvor **sieben Bedingungen** beachtet werden.

Die **erste Bedingung** lautet: die Arznei muß frei sein von einer erworbenen Qualität seitens einer ihr zugeführten (nicht zu ihrem Wesen gehörenden) Wärme oder Kälte, ferner von einer ihr zugeführten Qualität, welche die Komplexion ihrer Substanz oder Stofflichkeit wandelt, ferner auch von der engen Nachbarschaft zu einer anderen Komplexion.

Das Wasser nämlich ist ja von Natur aus kalt; dennoch: wenn es erwärmt wird, macht es warm und fährt damit, so lang es warm ist, fort. Wolfsmilchgummi (*euforbium*) ist von Natur aus warm; dennoch: wenn er gekühlt wird, macht er kalt und fährt damit, so lang er kalt ist, fort. Die Mandel (*amygdala*) ist von ausgeglichener Komplexion und von feiner[13] Substanz; dennoch: sobald sie ranzig[14] wird, hat sie die Fähigkeit zu wärmen. Fischfleisch ist kalt; dennoch: wenn man es salzt,[15] hat es die Fähigkeit zu wärmen.

Zweite Bedingung: das Leiden, an dem unsere Probe erfolgen soll, muß eine Einzelkrankheit sein. Ist nämlich die Krankheit zusammengesetzt und gibt es in ihr zwei Bestandteile, welche zwei jeweils entgegengesetzte Behandlungen fordern, und wird an den beiden gemeinsam eine Arznei erprobt, die dann auch nützt: so erfahren wir hierbei nicht wirklich die Ursache. Wenn beispielsweise ein Mensch Fieber vom Weißschleim (*flegma*) hat, und man reicht ihm im Heiltrunk Holzschwamm (*agaricus*) und sein Fieber hört auf, so ist deshalb noch nicht die Beurteilung angebracht, Holzschwamm sei kalter Qualität[16], weil er bei einer Krankheit heißer Qualität, nämlich dem Fieber, gut tut; möglicherweise hilft er nämlich nur deshalb, weil er den Krankheitsstoff, also den Weißschleim,

---

[13] Das bedeutet zugleich: von erwärmender Substanz.

[14] Offenbar verliert sie dadurch die Ausgeglichenheit ihrer ursprünglichen Komplexion.

[15] „Süßer und bitterer, scharfer und salziger Geschmack kann nirgend sonst als in einer warmen Substanz herrschen. Der Reihenfolge nach ist Scharf am wärmsten, hierauf folgt Bitter, schließlich Salzig; denn Scharf wirkt in stärkerem Maß auflösend, (in die Zähklebrigkeit) einschneidend und abtrocknend als Bitter; zuletzt steht Salzig, das wie Bitter mit kalter Feuchtigkeit verbunden sein kann" (Vgl. hierzu auch Kap. 3).

[16] Der Holzschwamm (*agaricus*) ist nämlich warm.

auflöst[17] und aus dem Körper treibt; und wenn der Krankheitsstoff dann fehlt, hört das Fieber vom Weißschleim eben auf.

Und hier haben wir tatsächlich eine Hilfewirkung aus der Arznei selbst, vermischt mit einer noch hinzugeführten (nicht zu ihrem Wesen gehörenden, begleitenden), hier also symptomatischen Hilfewirkung: aus der Arznei selber im Hinblick auf den Krankheitsstoff, symptomatisch im Hinblick auf das Fieber.

Die **dritte Bedingung** besteht (infolgedessen) darin, daß die Arznei an zwei entgegengesetzten Krankheiten bereits erprobt sein muß, damit wir nicht, wenn sie beiden zugleich guttut, zu der Beurteilung gelangen, sie sei entgegenwirkend der Komplexion einer beliebigen von beiden; möglicherweise hilft sie aber nur der einen aus sich selbst, der anderen jedoch durch eine zugeführte (und begleitende) Wirkung. Bei der *scammonia*[18] (dem Windensaft) verhält sich's nämlich so: setzen wir sie versuchsweise (und mit Erfolg) bei einer Krankheit ein, die durch kalten Körpersaft (also *flegma* oder *melancolia*) verursacht ist, so liegt die Folgerung nicht weit vom Weg, daß ihr Nutzen aus der Erwärmung kommt; und wenn wir sie versuchsweise (und mit Erfolg) bei einer Krankheit einsetzen, die durch warmen Körpersaft (also die *colera*) verursacht ist, beispielsweise beim Drittagsfieber (*tertiana*), so ist die Folgerung nicht abwegig, daß sie durch Austreiben der Gelbgalle (der *colera*) geholfen hat. Da es sich also so verhält, liefert uns diese Probe keine Erkenntnis über warme und kalte Qualität, auf die wir unser Zutrauen zu setzen hätten, jedenfalls nicht, bevor wir wissen, daß die Arznei die eine (und zwar die erste) ihrer Wirkungen aus sich erzielt, die andere durch eine zugeführte, begleitende Hilfewirkung.

Die **vierte Bedingung** lautet, daß die Wirkungskraft, die in der Arznei steckt, entgegengesetzt sein muß – und zwar im gleichen Verhältnis – der schädigenden Krankheitskraft. Es gibt nämlich gewisse Arzneien, deren wärmende Wirkung durch die abkühlende Wirkung einer bestimmten Krankheit gemindert wird, wodurch sie gegenüber dieser Krankheit überhaupt nichts ausrichtet; ja, manchmal bewirkt sie gar eine Erwärmung, sofern sie nämlich ihren Dienst durch eine Abkühlung zu leisten sucht, die kleiner ausfällt als die Hitze der betreffenden Krankheit. Erforderlich ist demgemäß, daß man mit einer schwächeren Wirkung ausprobierend beginnt und schritt- und gradweise allmählich steigernd vorwärtsrückt, bis die Wirkungskraft der Arznei bekannt und nicht mehr zu bezweifeln ist.

Fünfte Bedingung: auf den Zeitpunkt ist achtzugeben, da die prägende Wirkung der Arznei und ihre Tätigkeit ersichtlich wird: Denn wenn die Wirkung in

[17] Auflösend ist zugleich erhitzend.

[18] Der Windensaft ist warm und trocken im dritten Grad, die Wärmewirkung ist noch größer als die trocknende.

dem Augenblick, da die Arznei ihren Dienst leistet, ersichtlich wird, schafft sie Zutrauen zu dem Eindruck, sie führe diese Wirkung durch sich selbst herbei; falls aber dann die Wirkung, die im ersten Augenblick ersichtlich wurde, entgegengesetzt ist zu der, die am Ende ersichtlich wird, oder auch falls am Beginn der Behandlung gar keine Wirkung der Arznei ersichtlich wird, am Ende aber wird ein Wirkungsvorgang doch noch sichtbar: dann ist für Zweifel und für Doppeldeutbarkeit ein Raum gegeben. Möglicherweise arbeitet nämlich die Arznei, die da tätig ist, durch zugeführte, begleitende Wirkung, wenn sie zunächst einen verborgenen Wirkungsvorgang verrichtet, dem dann – ebenfalls wieder durch zugeführte und begleitende Wirkung – die weitere sichtbare Wirkungstätigkeit folgt: und so liegt Zweifel vor und Doppeldeutbarkeit, und das Zutrauen fehlt auf die Kraft der Arznei.

Die Einschätzung indessen, daß die Wirkungstätigkeit der Arznei allein durch zugeführte und begleitende Wirkung erfolgt, wird bisweilen verstärkt, wenn diese Wirkungstätigkeit erst sichtbar wird, nachdem die Arznei von dem Körperteil, dem sie begegnet und auf welchen sie wirken soll, wieder entfernt worden ist; denn wenn sie durch sich selber Wirkung täte, so würde sie ja arbeiten, solang sie diesem Körperteil noch begegnet und nahe ist; es ist ja unmöglich, daß sie nicht wirkt, solang sie begegnet und nahe ist, und erst wirkt, wenn sie nicht mehr begegnet und ferne ist; und diese letztere Beurteilung ist doch im höchsten Grad ausreichend zuverlässig.

Manchmal indes stimmt damit logisch überein, daß die Arznei in gewissen Fällen in den Körpern ihre Wirkungstätigkeit, die aus ihr selber kommt, erst nach der andern Wirkungstätigkeit verrichtet, die durch ihre zugeführte und begleitende Wirkung erfolgt; und dies ist dann gegeben, wenn die Arznei von außen eine Kraft erworben hat, welche über ihre natürliche Wirkungskraft siegt; wie dies beim heißen Wasser sich verhält:[19] im gegenwärtigen Augenblick wirkt es erhitzend, am zweiten Tag jedoch oder zur Stunde, da seine zugeführte und begleitende Prägewirkung sich von ihm entfernt und vergeht (und es wieder so kalt geworden ist, wie es anfangs gewesen war), macht es, daß Kälte durch den Körper dringt, und dies ganz unbezweifelbar, weil seine durchdringenden feinen, tief in die Poren eingesogenen erwärmten Teile sich zur naturgemäßen kalten Komplexion, die Wasser eben haben muß, gewandelt haben.

Sechste Bedingung: auf den voranschreitenden Wirkungsvorgang einer Arznei ist achtzugeben, ob er stetig abläuft oder wann er die größte Wirkungstätigkeit erzielt; denn läuft er in der falschen Reihenfolge ab, so erfolgt der voranschreitende Wirkungsvorgang der Arznei durch zugeführte und begleitende Wirkung,

[19] Das Wasser nämlich ist ja von Natur aus kalt; dennoch: wenn es erwärmt wird, macht es warm und fährt damit, so lang es warm ist, fort (vgl. hierzu den Beginn von Kap. 2).

da die natürlichen Vorgänge stets oder jedenfalls meistens sogleich von ihren Anfängen ausgehend voranschreiten.

Und die **siebte Bedingung** lautet, daß unsere Probe stattzufinden hat am Körper eines Menschen; denn wird sie nicht am Körper eines Menschen vorgenommen, besteht die Möglichkeit, daß zur sie Täuschung führt, und zwar auf zweierlei Arten:

Erstens, weil ja die Möglichkeit besteht, daß die Arznei im Verhältnis zum Menschenleib erwärmend, im Verhältnis zum Körper eines Löwen jedoch und eines Pferdes kühlend wirkt, dieweil sie wärmer als der Mensch und kälter ist als Löwe oder Pferd; ich glaube, daß auch der Rhabarber kalt erscheint im Verhältnis zum Pferd und warm im Verhältnis zum Menschen.

Zweitens kann Täuschung möglich sein, weil manchesmal eine Arznei gegenüber zwei Körpern im Verhältnis zum einen Körper eine Eigenschaft besitzt, die sie im Verhältnis zum anderen Körper nicht aufweist, wie etwa die Wolfswurz (*napellus*): im Verhältnis zum Menschenleib hat dieses Kraut nämlich vergiftende Eigenschaft, nicht jedoch im Verhältnis zu den Körpern von Amsel, Drossel, Fink und Star.[20]

Dies also waren die Regeln, die zu beachten sind beim Erkennen der Wirkungskräfte der Arzneien auf dem Weg einer Probe.

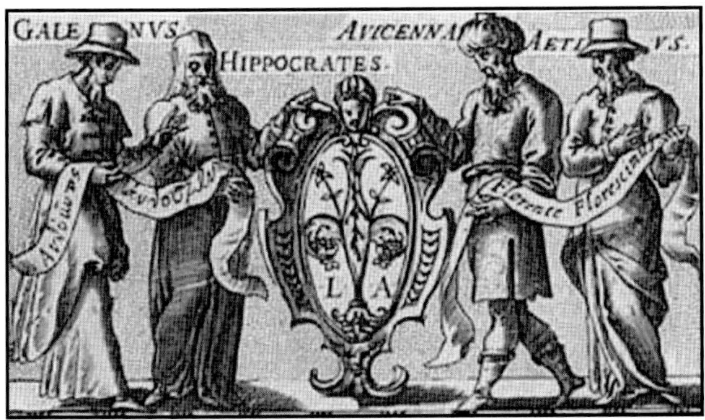

Abb. 9: Avicenna als Teil der medizinischen Tradition in einer Miniatur aus dem 17. Jh.

[20] Die Vögel sind offenbar noch wärmer als der *napellus* (das ist *aconitum*).

3. Kapitel. Über das Erkennen der Wirkungskräfte der Einzelarzneien durch logisches Denken.

Um nun durch logisches Denken über die Wirkungskräfte der Einzelarzneien Erkenntnis zu finden, braucht es andere Regeln; und diese muß man ableiten aus der Geschwindigkeit, mit welcher die Arzneien sich am Feuer und überhaupt bei der **Erhitzung** verändern, wie auch aus der Zögerlichkeit ihrer Veränderung; ferner aus der Geschwindigkeit, mit welcher sie **gefrieren** und erstarren, bzw. ihrer Zögerlichkeit beim Erstarren; andere Regeln entnimmt man ihrem **Geruch**, wieder andere ihrem **Geschmack**; manchmal leitet man sie aus ihren **Farben** ab; manchmal gewinnt man sie aus ihrer **Wirkungstätigkeit** und ihren Wirkungskräften, die man kennt, aus welchen wiederum deutliche Hinweise auf bisher unbekannte Wirkungskräfte zu gewinnen sind.

Auf diese Weise (über die Beobachtung von **Erwärmung und Abkühlung**) vorzugehen, ist indessen der erste Weg; denn wenn ein Ding unter ähnlichen anderen nach der Verfassung seiner Wesenheit (und Stofflichkeit), insofern es von dünner (eigentlich: weitmaschiger)[21] oder dicker (eigentlich: engmaschiger)[22] Substanz ist: wenn dieses Ding – sei es dünn oder dick – Erwärmungseinwirkung geschwinder annimmt, so ist es eben (seiner Komplexion nach) wärmer; und nimmt es Abkühlung geschwinder an, so ist es (seiner Komplexion nach) kälter.

Eine Ursache ist dabei, daß ein Ding deshalb manchmal schneller erwärmt wird als ein anderes – wobei hier angesetzt sei, daß nur einerlei Einwirkung stattfindet –, weil es von sich aus wärmer ist als jenes andere; und eine Abkühlungswirkung erfolgt diesfalls allein durch zugeführte und begleitende Kälte; und wenn Wärme von außen kommt und wenn die erwärmende Wirkungskraft, die dem Ding eingeboren ist und in ihm steckt, damit zusammenstimmt, dann wird dieses (zu erwärmende) Ding dem anderen (erwärmenden) in der von außen wirkenden Ursache gleichrangig; und in der Wirkungskraft, die in ihm steckt, übertrifft es dies andere sogar und wird also noch wärmer (als dies andere).[23]

---

[21] *rarus* (weitmaschig) wird unterschieden von *subtilis* (feinstofflich, aus feiner und erwärmender Substanz)!

[22] Bei *spissus* gibt es keine Unterscheidungsmöglichkeit (es gäbe sie mittels des Wortes *grossus*. Jedoch macht Gerhard von Cremona von dieser Möglichkeit keinen Gebrauch). Dies führt zu einer gewissen Problematik dieser Passage; denn das Gegensatzpaar *spissus* und *subtilis* enthält auch fixe Komplexionsangaben: *substantia subtilis* ist von warmer, *substantia spissa* von kalter Qualität. Hier geht es aber um die Resistenz einer *substantia* gegen komplexionsverändernde äußere Einflüsse.

[23] Wegen des *calor innatus*, der „erwärmenden Wirkungskraft, die dem Ding eingeboren ist und in ihm steckt".

Diesem Vorgang entsprechend kannst du auch die Verfassung jenes Dings, das sich geschwinder kühlen läßt, erkennen; und hier führt folglich eine weitergehende Erörterung der Ursachen in die Weitschweifigkeit, mit der sich jener Mann[24] einführt, der über die grundlegenden Naturgesetze sprechen will, soweit sie nicht mehr für den Arzt allein maßgeblich sind. Wenn aber nun ein Ding von dünnerer Beschaffenheit in seiner Stofflichkeit ist und ein anderes von dickerer, dann erfährt das Ding mit der dünneren Stofflichkeit, obgleich es dem anderen (dicken), was Kälte und Wärme betrifft, ähnlich ist, dennoch stärkere und geschwindere Einwirkung, wegen der Schwäche seiner Körperlichkeit.

Es besteht nun die Möglichkeit, die Dinge, deren Eigenschaft es ist, daß sie gefrieren und erstarren, und jene, deren Eigenschaft es ist, daß sie durch Feuer in Flammen gesetzt werden, beidseitig miteinander zu vergleichen. Ergebnis: das Ding, das geschwinder gefriert – und es sei angesetzt, daß seine Wesenheit (und Stofflichkeit) genau so ist wie die des anderen –, ist (seiner Komplexion nach) kälter; und jenes andere, welches schneller in Flammen gesetzt wird – und es sei angesetzt, daß seine Wesenheit (und Stofflichkeit) genau so ist wie die des anderen –, ist (seiner Komplexion nach) wärmer; und dies verhält sich so aus den Ursachen, die wir gerade vorhin angegeben haben. Wir sprechen nämlich davon, daß ein Ding wärmer und kälter sei, nur im Vergleich mit der prägenden Wirkung der in ihm eingeborenen Wärme, die auch in uns enthalten ist. Und wenn es zum Gefrieren einen längeren Weg hat und zum Entflammen einen geschwinderen, so gelangen wir zu der Beurteilung, daß auf diese Weise die Prägewirkung der (auch) in uns eingeborenen Wärme zum Tragen kommt.

Die Grundlagen habe ich also nun durch diese Darstellung gezeigt, wie dies in der Naturwissenschaft am Platze ist.

Unterscheiden sich aber zwei Dinge durch dünnere und dickere Stofflichkeit,[25] und es stellt sich heraus, daß das Ding mit der dickeren Stofflichkeit heftiger flammt und zögerlicher gefriert, dann kannst du zweifelsfrei zu der Beurteilung gelangen, daß es (seiner Komplexion nach) von wärmerer Substanz ist; und entsprechend: wenn du bei einem Ding von dünner Stofflichkeit merkst, daß es zögerlicher flammt, dann weißt du, daß es (seiner Komplexion nach) stärkere Kälte hat. Stellst du aber bei einem Ding von dünner Stofflichkeit geschwinderes Entflammen fest, dann darfst du nicht sogleich deine Beurteilung abgeben und dem Ding deshalb stärkere Wärme zuschreiben.[26] Möglicherweise nämlich ist die dünne Stofflichkeit die Ursache seines geschwinden Entflammens; wie du denn andererseits, wenn du bei einem Ding von dünner Stofflichkeit geschwin-

[24] Gemeint ist Aristoteles mit seinen *physika*.
[25] *raritas* und *spissitudo*.
[26] Denn das wäre ja die Verwechslung von *raritas* und *subtilitas*.

deres Gefrieren feststellst, auch keineswegs heftigere Kälte ihm zuschreiben darfst. Möglicherweise nämlich ist die dünne Stofflichkeit die Ursache seines geschwinden Gefrierens, wegen der Schwäche seiner Körperlichkeit und der Geschwindigkeit, mit welcher sich's in Mitleidenschaft ziehen läßt; wie das beim Wein der Fall ist: besitzt er gleich wärmere Komplexion als Kürbisöl (*oleum de cucurbita*), gefriert er doch geschwinder als dies Öl; vielmehr: dies Öl gefriert gar nicht, sondern es wird nur eingedickt, der Wein aber gefriert.

Es sind nämlich Dinge zu unterscheiden, welche gefrieren, ohne einzudicken, von Dingen, die eindicken, ohne zu gefrieren; die Kenntnis dieser Tatsachen ist ja in der Naturwissenschaft gegeben. Unter den Dingen nun, die zur Eindickung neigen: wenn sie in der Verfassung ihrer Substanz einander angeglichen werden: welches von ihnen mehr zur Eindickung aufgrund von Kälte neigt, dieses ist (seiner Komplexion nach) kälter. Es gibt indessen auch sehr viele Dinge, die nur bei Wärme erstarren; und diese Dinge wiederum, denen es naheliegt, bei Wärme zu erstarren, lösen sich allesamt bei Kälte wieder auf; wie umgekehrt die Dinge, die bei Kälte erstarren, sich allesamt bei Wärme wieder auflösen.

Die erstarren machende Wirkung der Wärme erfolgt aber durch die mit ihr verbundene Trockenheit, die Kälte hingegen wirkt (diesfalls) auflösend infolge der mit ihr verbundenen Feuchtigkeit; so ist die Lehrmeinung Galens. Die Lehrmeinung des größten Philosophen (Aristoteles) weicht davon ein klein wenig ab, doch gehört seine Untersuchung einer anderen Wissenschaft an. Da also manche Arzneien wärmer sind als andere, zugleich aber grobstofflicher (und Grobstofflichkeit ist ja kalt), besteht die Möglichkeit, daß es ihnen auch naheliegt, zu gefrieren oder zu erstarren; wie es ebenfalls jenen, die kälter als sie sind, infolge ihrer Grobstofflichkeit naheliegt. Und da andererseits manche Arzneien kälter sind als andere, zugleich aber feinstofflicher[27] (und Feinstofflichkeit ist ja warm), besteht die Möglichkeit, daß es ihnen auch naheliegt, zu entflammen; wie es ebenfalls jenen, die wärmer als sie sind, infolge ihrer Feinstofflichkeit naheliegt.

Die Eindickung und die Erstarrung zeigen aber keine Zunahme weder der Wärme noch der Kälte an; oftmals werden nämlich die Erdbestandteile in den Arzneien eingedickt (oder die Eindickung geschieht, weil Erdbestandteile in ihnen sind), und wegen des hohen Wasser- und Luftgehaltes ihrer Komplexion werden sie (tatsächlich) verdünnt.

Oftmals kommt es auch vor, daß Luftgehalt abgekühlt und in Wassergehalt verwandelt wird sowie daß die Zusammensetzung (aus Luft- und Wassergehalt) verdünnt und kalt wird.

[27] Hier wird die Bezeichnung *subtilis* eingeführt.

Und oftmals kommt es vor, daß kalter Wassergehalt verdünnt wird, wegen der im betreffenden Ding zugleich enthaltenen glühenden Feurigkeit, und daß diese den Wassergehalt in Luftigkeit verwandelt und anschließend eindickt; wie solches dem männlichen Samen geschieht im Verlauf seiner Eindickung: wenn sich also die feurige Hitze von ihm trennt, wird er feinstofflich (und bleibt deshalb warm); seine Erdhaftigkeit verhindert nämlich nicht, daß auch ein Übermaß an Feurigkeit mit ihr verbunden ist; daher besteht die Möglichkeit, daß sein erster Komplexionszustand von heftiger Wärme ist; weiters verhindert seine Wasserhaltigkeit nicht, daß Luftigkeit einzieht, ohne doch seine Wirkungskraft zu schwächen, und daß also sein zweiter Komplexionszustand von heftiger Kälte ist; es kann indes auch sein, daß seine Feurigkeit obsiegt, so daß er dann von der allerheftigsten Wärme ist.

Was nun die anderen der oben genannten Regeln betrifft, müssen die Ärzte jedenfalls eine Tatsache wissen, zunächst zum **Geschmack**: süßer und bitterer, scharfer und salziger Geschmack kann nirgend sonst als in einer warmen Substanz herrschen, dagegen stechender, herber und saurer nirgend sonst als in einer kalten Substanz; entsprechend kann guter scharfer **Geruch** nirgend sonst als von einer warmen Substanz ausgehen.

Was die **Farben** betrifft: weiße Färbung findet sich an erstarrten, gefrorenen (und also grobstofflichen) Körpern, in welchen Feuchtigkeit herrscht, nur bei kalter Substanz; entsprechend findet sich weiße[28] Färbung an Körpern, die mit Trockenheit und Brüchigkeit (und also feinstofflichem Pulverzustand) verbunden sind, nur bei warmer Substanz; und die schwarze[29] Färbung verhält sich jeweilig entgegengesetzt (das heißt: sie stellt sich an kalter Substanz bei Trockenheit ein und an warmer Substanz bei Feuchtigkeit). Frost macht die feuchte Substanz weiß und die trockene schwarz; und Wärme macht die feuchte Substanz schwarz[30] und die trockene weiß.[31] Dieses alles ist wahr und verhält sich notwendig und zwangsläufig so.

---

[28] Genauer gesagt: gelbe (*color citrinus*).
[29] Oder auch dunkle.
[30] Genauer gesagt: dunkel bzw. rot (*color rubeus*).
[31] Genauer gesagt: gelb.

Qualität	Substanz	Farbe
kalt + trocken	grobstofflich – *spissa*	weiß – *albus*
kalt + feucht	feinstofflich – *subtilis*	weiß – *albus* (gelb – *citrinus*)
warm + trocken	grobstofflich – *spissa*	schwarz – *niger*
warm + feucht	feinstofflich – *subtilis*	schwarz – *niger* (rot – *rubeus*)

Tab. 1: Die Positionen der Farben im Viererschema

Es gibt nun aber eine Ursache, vermöge welcher diese Zeichengebungen oder Ankündigungen mitunter abweichen, und zwar vorzüglich bei Geruch und Färbung, und hier wieder besonders bei der Färbung. Hierbei geht es um das Problem, welches wir schon gezeigt haben, daß nämlich die Arzneikörper aus gegensätzlichen Elementen (und also auch Komplexionen) gemischt sind, und zwar bisweilen in der ersten (oder primären) Mischung und bisweilen nicht in der ersten; diesfalls spricht man dann sinnvoll von der zweiten (oder sekundären) Komplexion. Also besteht die Möglichkeit bei dieser zweiten Komplexion, daß einem ihrer beiden Elemente eine diesem gemäße Komplexion bereits zuteilgeworden ist, welche in entsprechender Weise Färbung oder Geruch oder Geschmack einbringt und dadurch den Arzneistoff prägt, ferner daß auch dem anderen ihrer beiden Elemente eine diesem gemäße Komplexion bereits zuteilgeworden ist, welche jedoch von jener vorherigen Komplexion abweicht; und deswegen besteht die Möglichkeit, daß diese zweite Komplexion eine Färbung einbringt, die jener Färbung von der ersten Komplexion entgegengesetzt ist, oder auch einen Geruch oder Geschmack, der den ersten Qualitäten entgegengesetzt ist; es gibt indessen auch die Möglichkeit, daß diese zweite Komplexion nichts einbringt, was dem ersten Element entgegengesetzt wäre.

Falls sie nun also eine Färbung einbringt, die jener ersten entgegengesetzt ist, und falls die Quantitäten beider Färbungen gleich groß sind, entsteht bei dieser zweiten Mischung eine aus beiden Färbungen gemischte Färbung; sind sie indessen von verschiedener Quantität, so enthält diese zweite Mischung eine Färbung, die sich zu einer von den beiden Färbungsmöglichkeiten stärker neigt.

Bringt allerdings die zweite Mischung überhaupt keine Färbung mit sich und entsprechend auch keinen Geruch oder Geschmack, und sind sie außerdem von gleicher Wirkungskraft, dann ist die Färbung, die sich an den beiden zeigt, jene der ersten Komplexion, und auch der Geruch stammt von der ersten, wenngleich die Eigenschaften hier gebrochen sind oder zurückgenommen, weil hier Teile vermischt wurden, die voneinander getrennt und dennoch nicht einander widersprechend sind; und bei der zweiten Komplexion findet gar keine Prägewirkung durch die Färbung statt, weil auch hier die entsprechenden Teile gebrochen werden, das heißt, es wird die Wirkungskraft gebrochen, die durchdringend[32] ist und mit dem bereits Gefärbten vermischt ist, und so erscheint jener Körper selbstverständlich weiß; und hierbei ist es wieder möglich, daß die Wirkungskraft nicht die der Farbe Weiß ist, die weiß macht, weil sie weiß ist, sondern daß eine entgegengesetzte Wirkungskraft arbeitet, und zwar seitens der ersten Komplexion.

Denn wenn der Mischungsvorgang bei einem Körper stattfindet, der von Farbe getrennt und frei ist, wobei die Quantität sowie auch Wirkungsfähigkeit und Wirkungskraft gleich groß seien, dann ist die auftretende Wirkungskraft in zwei gleich starken Kräften gleichzeitig enthalten. Ist sie hingegen weitaus stärker als die Macht des bereits Gefärbten, dann stammt die Prägewirkung von einer Wirkungskraft, die der des Körpers entgegengesetzt ist und die weiß macht, und dann bewirkt das Weiß-Sein selbstverständlich zwangsläufig, daß der Körper kalt ist, und dabei ist er doch in Wahrheit heftig warm; und dieser Fall ist angesetzt bei gleicher Quantität.

Tritt aber der Fall ein, daß der Körper gar keine Farbe hat oder eine entgegengesetzte, von kleiner Quantität im Vergleich mit jener des anderen, jedoch von größter Qualität und Wirkungskraft, dann übt er auf die Färbung jenes anderen gar keine Prägewirkung aus, und jener siegt durch seine Wirkungskraft gewaltig und heftig, so daß es scheint, der erste habe überhaupt keinerlei Wirkungskraft.

Stell dir den Komplexionszustand in einem Pfund Milch vor: wenn du diesem einen Fingerhut Wolfsmilch (*euphorbium*)[33] beimischst und so durchmischst, daß das gleichsam ein einziger Stoff wird, dann ist das so entstandene Gemisch im allerhöchsten Grad erwärmend (nach seiner Komplexion), die Sinneswahrnehmung jedoch erkennt die Wolfsmilch aus den beiden Stoffen nicht heraus, noch kann sie ihre Farbe unterscheiden oder feststellen, daß die Wolfsmilch ihre Farbe verloren hat, falls sie diese wirklich verloren hat; und man sieht eben nichts als reines Weiß.

---

[32] Durchdringendes ist warm.

[33] Die Pointe dieses Beispiels besteht darin, daß Milch von kalter Komplexion, *euphorbium* dagegen im vierten Grade heiß (und trocknend) ist.

Und wir gehen der Wirklichkeit entsprechend davon aus, daß dies die Weiße einer kalten Substanz ist; selbstverständlich, wenn wir nämlich voraussetzen, daß die Milch kalte Komplexion besitzt; doch wir entsprechen nicht der Wirklichkeit, wenn wir erklären, daß diese Substanz, wenn sie getrunken wird, tatsächlich kühlend ist. Das kommt daher, daß diese Weiße nicht die Farbe des Gesamtgemisches ist, das da getrunken wird, und nicht von Seiten dessen kommt, was da als ein Gesamtgemisch getrunken wird, sondern daß diese Weiße die Farbe eines der Einzelbestandteile ist, der durch Quantität siegte, jedoch durch Wirkungskraft (des anderen) besiegt wurde; wie das an beiden wahrzunehmen ist.

Erforderlich ist demgemäß, daß du den Komplexionszustand als Erscheinungsgestalt betrachtest an einem durch Natur gemischten Weiß, welches im allerhöchsten Grad erwärmend ist und zugleich scheint, als sei es kalt, wie das beim weißen Pfeffer[34] sich verhält. Denn wie dieser durch Kunst gemischt sein kann (und zwar mit anderen weißen Körnern kalter Komplexion), so wird er ähnlich auch durch die Natur gemischt; und diese Erscheinungsgestalt tritt wirklich auf.

Unter diesen durch Sinneswahrnehmung erkannten Qualitäten ist der letzte Fall insbesondere geeignet, eine sichtbare Prägewirkung auszuüben, weil hier ja eine Beigabe von Seiten der entgegengesetzten Komplexion beigemischt wird; und solange die Qualitäten dieser Beigaben der Wirklichkeit entsprechend dauerhaft wahrgenommen und keinerlei ihnen entgegengesetzte bemerkt werden, sind also ihre Wirkungskräfte siegreich.

Jedoch verhält sich das bei den **Geschmacksempfindungen** nicht (grundsätzlich) entsprechend der (logischen) Zwangsläufigkeit so, sondern nur meistens; und hinter den Geschmacksempfindungen stehen in der Reihenfolge die **Geruchsempfindungen**; und hinter diesen beiden folgen die **Farbwahrnehmungen**; und bei den Farbwahrnehmungen kann man sich gar nicht mehr darauf verlassen (nämlich auf ihre Aussage über die Komplexion). Infolge der Ursachen aber, durch welche, wie in unserem Kapitel dargestellt, die Geschmacksempfindungen die Geruchsempfindungen überwältigen, gelangen sie zur Sinneswahrnehmung in einer Begegnung.

Daher sind die Geschmackseinflüsse geeigneter, seitens aller Bestandteile einer Arznei ihre Wirkungskraft auszuüben; Geruchs- und Farbeinflüsse dagegen verrichten nämlich ihre Prägewirkung, ohne daß es zur Begegnung der Sinneswahrnehmung mit Teilen ihrer Körperlichkeit kommt: weshalb die Möglichkeit besteht, daß seitens der Bestandteile, die einen Geruchseinfluß beinhalten, zwar

[34] Wie *euphorbium* ist auch Pfeffer heiß und trocknend im vierten Grad.

aus dem feinen Teil dieser Bestandteile ein Dunst zur Sinneswahrnehmung gelangt, doch daß der dicke Teil dieser Bestandteile sich diesem Vorgang nicht gehorsam anschließt und keinen Dunst ausschickt; weiters besteht die Möglichkeit, daß die Färbung des sichtbaren Bestandteils herrscht und zur Sinneswahrnehmung gelangt, ohne daß ein verborgener Bestandteil besiegt und überwältigt worden wäre.

Und da ja die Geruchsempfindungen mitunter die Geschmacksempfindungen im vorhinein ankündigen, wie dies der Duft von Süßem, Saurem, Scharfem und Bitterem tut: deshalb folgt den Geruchserlebnissen dann jeweils das Geschmackserlebnis nach. Und bei Geschmackserlebnissen sind diese Ankündigungen am verläßlichsten, an zweiter Stelle bei Gerüchen, an dritter Stelle bei den Färbungen. Übrigens: wenn diese oben dargestellte Zusammensetzung (des Zustandekommens) bei den Geschmacksempfindungen nicht auch tatsächlich stattfände, dann könnte ja nicht Opium bei seiner Bitterkeit mit übermäßiger Kälte (seiner Komplexion) verbunden sein.[35]

Es findet jedoch dieses Irren, das da bei den Geschmacksempfindungen auftritt, bei kalten Komplexionen häufiger als bei den warmen statt, und zwar dergestalt, daß der Arznei ein Geschmack innewohnt, der Wärme ankündigt, dieweil jene Arznei doch kühlend ist; und solcher Fall ist häufiger zu finden als der umgekehrte: daß der Arznei ein Geschmack innewohnt, der Kälte ankündigt, dieweil jene Arznei erwärmend ist; und dies kommt daher, daß bei vielen Komplexionszuständen die Wärme eine stärkere Prägewirkung und eine sichtbarere Wirkungstätigkeit besitzt und also auch viel mehr durchdringend wirkt.

Wenn also einer kalten Qualität in natürlicher Komplexion eine warme Qualität beigemischt ist – die letztere als Inbegriff der Wirkungskraft, deren eigener Inbegriff darin besteht, daß sie die Kälte bricht, die ihr entgegensteht –, dann wird die höchst sinnvolle Folge so aussehen, daß jener kalten Qualität ein Geschmackseinfluß kund wird, der ihren eigenen Geschmackseinfluß bricht; da ja die Wärme unter allen Komplexionszuständen im höchsten Maß durchdringend wirkt und im stärksten Maß überwältigend und am geeignetsten, Geschmacks- und Geruchseinflüsse mitzuführen und einzubringen.

Und dieser Ursache wegen findest du nichts Saures oder Stechendes,[36] in dem nicht eine Beimischung ist, die der Sinneswahrnehmung angibt, sie sei hauptsächlich warm nach ihrer Komplexion; wie du auch Bitteres und Beißendes findest[37] mit Beimischung hauptsächlich kalter Komplexion; indes kommt der

[35] Weißer Mohn ist kalt und feucht, schwarzer Mohn kalt und trocken. Bittergeschmack ist sonst ein Kennzeichen hitziger Komplexion.
[36] Saures und Stechendes ist kalter Komplexion.
[37] Bitteres und Beißendes ist warmer Komplexion.

letztere Vorgang hauptsächlich vor und tritt in viel größerer Häufigkeit auf als der andere; dennoch entspricht er nicht der (logischen) Zwangsläufigkeit.

Nachdem du also nun die angekündigten Regeln kennengelernt hast, ist jetzt erforderlich, daß wir dir mitteilen, was die Ärzte (der Griechen) über Geschmacks-, Geruchs- und Farbeindrücke sagen. Sie setzen nämlich neun einfache (also unvermischte) Geschmacksrichtungen an, obwohl es insgesamt acht sind, denn die neunte ist von Geschmack frei (*insipidus*) und besteht also in der Geschmacklosigkeit, arabisch heißt sie *almasch* oder *almaesich*; dieser Geschmack ist nicht wahrnehmbar und nicht faßbar, so wie der des Wassers; sie definieren nämlich den Geschmack zweifach: alles, was durch Verkosten so beurteilt wird, als daß es Ausübungswirkung besitzt; oder was so beurteilt wird, als daß es Wirkungsfähigkeit besitzt, doch ohne alle Wirkungstätigkeit noch Prägewirkung, und letzteres ist eben das, was von Geschmack frei, also geschmacklos ist.

Und hiefür gibt es wiederum zwei Möglichkeiten: das Geschmacklose ist entweder seines Geschmacks beraubt gemäß der Wirklichkeit, oder seines Geschmacks beraubt gemäß der Wahrnehmung. Seines Geschmacks beraubt gemäß der Wirklichkeit ist das, dem wirklich kein Geschmack einwohnt.[38] Seines Geschmacks beraubt gemäß der Wahrnehmung ist aber etwas, das in sich wohl Geschmack besitzt; jedoch weil es in seiner Stofflichkeit so ungemein dick (oder engmaschig) ist, löst sich aus ihm nichts auf, was sich mit der Zunge vermischt, so, daß sie seine Geschmacksrichtung begreifen könnte. Stellt man sich aber vor, daß Teile sich auflösen und in ihrem Stoff fein werden, dann nimmt die Zunge den Geschmack wohl wahr; wie dies beim gebrannten Erz[39] und beim Eisen geschieht: doch erlangt hier die Zunge nicht ihren Geschmack (bzw. die Geschmacksträger), denn aus beider Substanz wird gar nichts aufgelöst, was zu der an der Zunge befindlichen Feuchtigkeit gelangt, welche bei der Geschmackswahrnehmung die Mittlerin bildet. Und stellt man sich nun weiter vor, daß das zu kostende Ding sich in winzige Teile umwandelt, dann freilich wird ein kräftiger Geschmack zutage treten.

Es gibt nun aber also acht **Geschmacksrichtungen**, welche die Ärzte benennen, die – wenn wir die Geschmacklosigkeit ausscheiden –, tatsächliche Geschmacksrichtungen sind, nämlich: **süß**, **bitter**, **scharf**, **salzig**; **sauer**, **stechend**, **herb**, **seifig**.[40]

---

[38] Wie also das Wasser.

[39] Oder bei Kupferstein.

[40] Süß, bitter, scharf, salzig (alle warm) – sauer, stechend, herb, seifig (alle kalt). *dulcis, amarus, acutus, salsus; acetosus, ponticus, stipticus, unctuosus. ponticus*: stechend (kalt und grobstofflich, *spissus*), *stipticus*: zusammenziehend, herb (kalt und grobstofflich, *spissus*), doch feiner (*subtilius*) als das *ponticum.*

Ferner erklären die Ärzte, daß die **Trägersubstanz** des Geschmacks entweder dick und erdig oder fein oder dazwischen in der Mitte ist und daß sie ihrer Kraft und Komplexion nach warm oder kalt oder ausgeglichen (und also wieder in der Mitte) ist.

Dicke und erdige Substanz ist, wenn sie warm ist, bitter; wenn sie kalt ist, stechend; wenn sie ausgeglichen ist, süß.

Feine Substanz ist, wenn sie warm ist, scharf; wenn sie kalt ist, sauer; wenn sie ausgeglichen ist, seifig.

Und ist die Substanz in der Mitte zwischen dick und fein, so ist sie, wenn sie warm ist, salzig; wenn sie kalt ist, herb; wenn sie ausgeglichen ist, sagen gewisse Ärzte (der Griechen), sei sie geschmacklos – doch geschmacklos und frei von jeder Wahrnehmung sind solche Reden.

2.1. Substanz

dick – *spissa* fein – *subtilis* mittig – *media*

2.2. Kraft und Komplexion:

kalt – *frigida* warm – *calida* ausgeglichen – *aequalis*

2.3. Kombinationen und Ergebnisse:

Substanz	**Komplexion**	**Geschmack**
spissa	*calida*	bitter – *amarus*
spissa	*frigida*	stechend – *ponticus*
spissa	*aequalis*	süß – *dulcis*
subtilis	*calida*	scharf – *acutus*
subtilis	*frigida*	sauer – *acetosus*
subtilis	*aequalis*	seifig – *unctuosus*
media	*calida*	salzig – *salsus*
media	*frigida*	herb – *stipticus*
media	*aequalis*	geschmacklos – *insipidus*

Tab. 2: Die Positionen der Geschmacksvarianten im Viererschema

Der **Reihenfolge** nach ist Scharf (*acutum*) am wärmsten, hierauf folgt Bitter (*amarum*), schließlich Salzig; denn Scharf wirkt in stärkerem Maß auflösend, (in die Zähklebrigkeit) einschneidend und abfegend als Bitter; zuletzt steht Salzig, das wie Bitter mit kalter Feuchtigkeit verbunden sein und die seltsame Wirkung mit sich bringen kann, die wir bei der Darstellung seiner Weise, Geschmacksempfindung zu erzeugen, erwähnt haben (nämlich daß der Arznei ein Geschmack innewohnt, der Kälte ankündigt, dieweil jene Arznei erwärmend ist); deshalb wird dementsprechend aus Salzig, wenn es erwärmt wird von der Sonne oder vom Feuer oder durch den Verlust seiner Wässerigkeit, also seiner Feuchtigkeit, welche die Wirkungskraft seiner wärmenden Komplexion sonst bricht, (weil es nun zusätzlich erwärmt wird): Bitter; ähnlich ergeht's dem Steinsalz; und dieses Bittersalz ist wärmender als Speisesalz.

Auf der anderen Seite ist der Reihenfolge nach Stechend (*ponticum*) am kältesten, hierauf folgt Herb (*stipticum*), schließlich Sauer (*acetosum*); und deshalb herrscht bei allen Früchten, die süß werden, vorher ein stechender Geschmack von heftiger Abkühlungswirkung; wenn dann also in ihnen Wasser und Luft strömen, so daß sie sich ein wenig ausgleichen in ihrer Komplexion wegen der Luft und der verdauenden Wärme der Sonne, neigen sie sich zum sauren Geschmack, wie etwa der Saft aus unreifen Weintrauben; dazwischen liegt die Stufe, wo sie zum Herben neigen, nach dem Verlust des stechenden Geschmacks; und so verwandeln sie sich, wenn die verdauende Wärme in ihnen gewirkt hat, zum süßen Geschmack, wie die Trauben dies tun; manchmal verwandeln sie sich aus dem stechenden Geschmack auch gleich zur Süße, unter Überspringung des sauren, wie die Oliven. Sauer jedoch, obgleich weniger kalt als das Stechende, ist dennoch vielfach von größerer Abkühlungswirkung als dieses, wegen seiner Feinstofflichkeit (*subtilitas*) und Durchdringungskraft (*penetratio*).[41]

Stechend (*ponticum*) und **Herb** (*stipticum*) sind im Geschmack benachbart; doch zieht das Herbe (was ja zugleich auch das Zusammenziehende bedeutet) nur zusammen, wenn es auch für die Zunge offenkundig ist; das Stechende dagegen zieht in jedem Fall zusammen, ob es nun offenkundig ist oder verborgen. Und zur aufrauhenden Wirkung des Stechenden trägt noch der Umstand bei, daß es sich wegen seiner Dickigkeit oder Grobstofflichkeit nicht in winzige Teilchen geschwind spaltet und diese sich daher auch nicht geschwind miteinander verbinden. Und wegen dieser beiden Ursachen wird der Fall der (also grob gebliebenen) Teile auf die Zunge (und ihre Berührung mit der Zunge) von der Sinneswahrnehmung einzeln verspürt, und wegen ihrer Dickigkeit oder Grobstofflichkeit[42] werden die Teile getrennt wahrgenommen, und ihre Position (auf der

---

[41] Feinstoffliches ist normalerweise warm, Durchdringendes ist stets warm; doch steht in diesem Fall die Qualität und nicht die Komplexion im Blickpunkt.

[42] Vgl. oben: „Dicke und erdige Substanz ist, wenn sie warm ist, bitter; wenn sie kalt ist, stechend (*pontica*); wenn sie ausgeglichen ist, süß. Feine Substanz ist, wenn sie warm ist, scharf;

Zunge) kann unterschieden werden, und sie wirken aus diesem Grund aufrauhend. Und die Getrenntheit dieser Wahrnehmung wird gefördert durch die Getrenntheit der Teile des Körpergliedes (also der Zunge) in Einzelporen und deren Fortsetzungen (ins Zungeninnere). Und das Stechende (*ponticum*)[43] ist feinstofflicher und tritt deswegen leichter (in die Poren) ein.

Scharf (*acutum*) und **Bitter** (*amarum*) schaben oder kratzen durch ihre Einwirkung die Zunge; das Bittere kratzt aber nur den Teil der Zunge, der (beim Öffnen des Mundes) sichtbar ist. Die Kratzwirkung des Scharfen jedoch und seine Abtrennungswirkung reicht in die Tiefe, denn es ist feinstofflich und daher in die Tiefe wirkend. Das Bittere hingegen ist schwer und grob, von trockener Substanz; daher erfährt es, wenn es rein auftritt, keine Fäulnisbildung, aus welcher Lebewesen entstehen könnten, noch kann es, wenn es rein auftritt, ein Lebewesen nähren; und seine Kratzwirkung (*rasio*) verbindet sich infolge seiner Trockenheit mit einer Aufrauhung (*exasperatio*). Zu den Ursachen aber, welche die Hitzewirkung des Scharfen [Bitteren[44]] verstärken, gehört seine Durchdringungskraft, vermöge welcher es heftig in die Zähklebrigkeit (des Weißschleims) hineinschneidet (und ihn stückelt), sodann heftig auflösend wirkt, und zwar dermaßen stark, daß es zerfressend und zur Fäulnis führend arbeitet und schließlich so weit kommt, daß es gar tötet.

Süß und **Seifig** glätten und sänftigen die Zunge, machen so wieder laufen, was Kälte schädigte und gerinnen ließ, ohne es dabei aufzulösen, und beseitigen dadurch die Rauheit der Zunge: das Seifige verrichtet dies ohne offenkundige Wärmewirkung, das Süße tut's unter Erwärmung. Deshalb verdaut und verteilt auch das Süße viel besser. Die (griechischen) Ärzte drücken dies folgendermaßen aus: Das Süße wird dadurch süß oder lustbringend, daß es das Grobstoffliche (*grossum*) abfegt und es durch diese Wirkung richtigstellt, sänftigt und laufen macht; und es beseitigt das Hindernis, das durch dessen Gefrieren oder Erstarren entsteht, ohne doch einzuschneiden (und zu stückeln)[45] und ohne den Zusammenhang des zu Verbessernden zu trennen und ohne daß eine Begegnung stattfände, die Beschwerden verursacht; auch ist die Wärme und Erwärmung, die es mit sich führt, nicht etwa schädlich, sondern lustbringend, wie maßvoll warmes Wasser Lust erzeugt, wenn es über einen sehr ausgekühlten Körper gegossen wird. Soweit der Vortrag der (griechischen) Ärzte. Doch wer dies wirklich sprachlich unterscheiden und seinem wahren Sachverhalt entsprechend ausdrücken will, der muß von höherem Rang sein als diese Ärzte. Übrigens ist es nicht

---

wenn sie kalt ist, sauer; wenn sie ausgeglichen ist, seifig. Und ist die Substanz in der Mitte zwischen dick und fein, so ist sie, wenn sie warm ist, salzig; wenn sie kalt ist, herb (*stiptica*)."

[43] Hier liegt ein Systemfehler und Widerspruch vor. Hier müßte stehen: das Herbe (*stipticum*).

[44] In den Drucken steht „die Hitzewirkung des Scharfen" (*caliditas acuti*); aus Systemgründen wäre eigentlich *caliditas amari* zu erwarten.

[45] Denn das *dulce* ist nicht *calidum* noch *frigidum*, sondern *aequale* (ausgeglichen).

erforderlich, daß Süßes, je süßer es ist, umso nahrhafter ist oder je lieblicher, umso nahrhafter, wenngleich es andererseits auch unmöglich ist, daß – wie die Ärzte angeben – in allem Nahrhaften eine Süßigkeit herrscht; denn daß etwas als Nahrung taugt: dafür bedarf es anderer Bedingungen als dieser Süßigkeit. Und das Seifige ist mit dem Süßen vergleichbar und verhält sich entsprechend (auf der anderen Komplexionenseite).[46]

Das Dicke aber, welches sich nach beiden (Komplexionen-)Seiten hin verwandeln kann, verwandelt sich unter der Wirkung der Wärme, dem Grad ihrer Stärke entsprechend, zur Süße hin,[47] sofern der Hauptteil ihres Wirkungseinflusses – oder die Grundlage desselben – die Richtung zur Feinstofflichkeit[48] einschlägt, verbunden dazu noch mit Wässerigkeit und etwas Luftigkeit; sofern der Hauptteil ihres Wirkungseinflusses die Richtung zur Feinstofflichkeit einschlägt und dazu noch mit süßer oder geschmackloser Wässerigkeit verbunden ist, nun aber sehr viel Luftigkeit sich beimischt, die heftig in die Wässerigkeit einsprudelt: dann verändert es sich zur Seifigkeit.[49]

Das **Bittere** sowie das **Salzige** schaben oder kratzen die Zunge, wobei das Salzige ein wenig leichter kratzt und abwäscht und nicht aufrauht; und bei letzterem wirkt der Umstand unterstützend, daß es zur Begegnung mit dem Körperglied (der Zunge nämlich) in allen ihren Teilen und, wegen seiner Feinstofflichkeit, überallhin in ausgeglichenen Maß gelangt; indessen verletzt es den Magenmund. Das Bittere jedoch schabt so heftig, daß es zugleich aufrauhend wirkt; und hierbei wirkt der Umstand unterstützend, daß seine Teile (wegen seiner Grobstofflichkeit[50]) auf der Zunge getrennt wahrgenommen werden, wie wir das oben schon gesagt haben.[51]

Das **Scharfe** sowie das **Saure** beißen die Zunge; das Scharfe aber beißt sie heftig und unter Erwärmung; das Saure beißt mittelstark und ohne Erwärmung. Das **Salzige** geht aus der Auflösung des Bitteren im geschmacklos Wässerigen hervor; und sobald Aschewasser (*aqua cineris*) gefriert oder gerinnt, wird es salzig. Das Saure entsteht, wenn sich das Süße verwandelt unter Abnahme seiner Wärme, oder wenn das Stechende (*ponticum*) verdaut und verteilt wird unter Zuführung von Feuchtigkeit und Wärme; und seine Stofflichkeit oder Substanz ist

[46] Das Seifige steht eigentlich in der Mitte.

[47] Vgl. aber oben „Dicke und erdige Substanz ist, wenn sie warm ist, bitter; wenn sie kalt ist, stechend (*pontica*); wenn sie ausgeglichen ist, süß. Feine Substanz ist, wenn sie warm ist, scharf; wenn sie kalt ist, sauer; wenn sie ausgeglichen ist, seifig (*unctuosa*)“. Dick (*spissus*) ist normalerweise kalt.

[48] Feinstoffliches ist warm.

[49] Das Seifige liegt wie das Süße zwischen den Komplexionen, es ist ausgeglichen (*aequale*).

[50] „Das Bittere ist schwer und grob, von trockener Substanz“.

[51] „zur aufrauhenden Wirkung, diesfalls des Stechenden, trägt noch der Umstand bei, daß es …“.

grundsätzlich oder meistens feucht. Ähnlich verhält sich's mit dem Süßen: seine Substanz neigt sich zur Feuchtigkeit; doch die Substanz des Bitteren sowie des Stechenden neigt sich zur Trockenheit.

Die Wirkungstätigkeit des **Süßen** besteht in der Verdauung, Sänftigung und Vervielfachung der Nahrung; die Natur liebt es; und die anziehende Kraft zieht es heran (so daß der Mensch zunimmt).

Die Wirkungstätigkeit des **Bitteren** heißt Abfegung und Aufrauhung.

Die Wirkungstätigkeit des **Stechenden** (*ponticum*) besteht im Zusammenziehen, sofern es schwach, und im Hinauspressen, sofern es stark ist.

Die Wirkungstätigkeit des **Herben** (*stipticum*; was ja zugleich auch das Zusammenziehende bedeutet) heißt denn also Zusammenziehen, Eindicken, Verhärten und Zurückhalten.

Die Wirkungstätigkeit des **Seifigen** heißt Sänftigung, Schlüpfrigmachung und ein wenig Verdauung.

Die Wirkungstätigkeit des **Scharfen** ist Auflösung, (stückelndes) Einschneiden und Fäulnisbildung.

Die Wirkungstätigkeit des **Salzigen** ist Abfegung, Abwaschung und Dörrung; und es verhindert Fäulnisbildung.

Die Wirkungstätigkeit des **Sauren** schließlich ist Abkühlung und (stückelndes) Einschneiden.

Manchmal sammeln sich zwei Geschmacksrichtungen in einer Substanz; Beispiel: die Sammlung von Bitterkeit[52] und Herbheit[53] im Bocksdorn (*lycium*); was da zustandekommt, nennt man entsetzlich; weiteres Beispiel: die Sammlung von Bitterkeit und Salzigkeit[54] in den Bitterseen Syriens und Palästinas; was da zustandekommt, nennt man abscheulich; oder die Sammlung von Schärfe[55] und Süßigkeit[56] im gekochten Honig; oder die Sammlung von Bitterkeit, Schärfe und Herbheit[57] in der Aubergine (*melongena*);[58] oder die Sammlung von Bitterkeit und Geschmacklosigkeit[59] in der Endivie.

[52] Warm und trocken.
[53] Kalt und feucht.
[54] Warm und feucht.
[55] Warm und trocken.
[56] Warm und feucht.
[57] Kalt und trocken.

Und manchmal unterstützen diese von zwei verschiedenen Seiten kommenden Geschmacksrichtungen einander, um den Geschmack zu verstärken, der eigentlich von nur einer der zwei Komponenten kommen muß. Das Scharfe nämlich und das Beißende, die im Essig, welcher aus Wein gemacht ist, verbleiben, bewirken (obwohl sie doch warm sind), daß er die heftigste Abkühlungswirkung besitzt, weil das Scharfe sowie das Beißende die Durchgänge und Poren öffnen und das Durchdringen[60] fördern; andererseits jedoch gelangen sie beim Essig nicht dahin, daß die Wärmewirkung so stark würde, daß man sich deshalb sorgen und gegen sie vorgehen müßte; und deshalb fällt die Abkühlungswirkung des Essigs (sofern sie nicht gestört wird) sehr in die Tiefe wirkend aus.

Manchmal aber behindern diese von zwei verschiedenen Seiten kommenden Geschmacksrichtungen einander, wie dies Sauer und Stechend beim Saft aus unreifen Weintrauben (*agresta*) tun: die stechende Komponente des Safts hindert nämlich die saure daran, (gleichfalls) höchste Abkühlungswirkung zu erreichen[61], die dann auch die entsprechende Durchdringungskraft[62] besäße.

Und manchmal unterstützt die Wesenheit einer Substanz auch ihre Qualität, manchmal wirkt sie entgegengesetzt; wie unser letztes Beispiel zeigt: Feinstofflichkeit, dem Sauren beigesellt, unterstützt dieses und läßt seine Abkühlungswirkung sehr in die Tiefe reichen; entgegengesetzt wirkt Grobstofflichkeit, die der Molke von geronnener roher Milch beigesellt ist und für deren Abkühlungswirkung eine sehr kurze Frist setzt.

Manchmal kommt es auch vor, daß gewisse Geschmacksempfindungen nicht rein sind und nach einiger Zeit erst rein werden, wie dies beim Saft unreifer Weintrauben der Fall ist: läßt man ihm nämlich länger Zeit, wird seine Säure rein, wegen des Stechenden (*ponticum*), das in so großer Menge in ihm sitzt, wie auch wegen der übrigen Bestandteile.
Und manchmal kommt es vor, daß gewisse Geschmacksempfindungen rein sind, daß aber dann der Zeitablauf sie mit anderen mischt: wie dies beim Honig geschieht: der Zeitablauf macht ihn nämlich bitter und scharf, weil die scharfe wie auch die bittere Komponente zunehmen; oder wie auch der Zeitablauf den ausgepreßten Traubensaft bitter macht, weil seine bittere Komponente ihm zuneh-

[58] In dieser Pflanze herrscht Erwärmungs- und Trocknungswirkung im zweiten Grad von wegen ihrer Bitterkeit und Schärfe.
[59] Geschmacklos (*insipidus*) ist ausgeglichen zwischen warm und kalt.
[60] Durchdringendes ist warm.
[61] *ponticitas* hat höchste Kältewirkung, *stipticitas* geringere, *acetositas* die geringste. Gemeint ist offenbar, daß hier die Mischung eine Addition der abkühlenden Wirkungskräfte nicht zuläßt.
[62] Mit Langzeitwirkung nämlich.

mend verstärkt beigemischt wird; und erst danach beginnt er, reinen Geschmack zu gewinnen und sich der Reinheit zuzuneigen

Werden nun also Stechend und Bitter (*ponticum et amarum*) gemischt, führt dies zu Abfegung und Zusammenziehung (*fit abstersio cum stipticitate*); und dies ist förderlich für Festigung und Heilung von Geschwüren, wenn sie ein wenig weich sind, und führt den Leib ab bei Verstopfung und nützt sehr stark der Milz, je stärker die Bitterkeit in der Arznei ist; und überhaupt nützt alles von dieser Art Magen und Leber.

Das Bittere für sich allein und das Scharfe für sich allein schaden Därmen und Eingeweiden; wird ihnen aber ein zusammenziehendes (und herbes) Mittel (*stipticum*) beigesellt, bringen sie Nutzen; denn durch ihre Bitterkeit wirken solche Mittel abfegend; und das, was sie an zusammenziehender Wirkung haben, beschützt und stärkt die Wirkungskraft der Därme. Manchmal steckt auch im Zusammenziehenden noch Bitterkeit; doch sogar dort, wo im Zusammenziehenden keine sichtbare Bitterkeit erscheint, kann eine Kraft stecken, welche die Gelbgalle und jede Wässerigkeit auflöst und aus dem Körper treibt; indes ist diese Wirkungskraft nicht fähig, auch den zähklebrigen Weißschleim (*flegma viscosum*) aufzulösen, zumal wenn das Zusammenziehende stärker ist als das Bittere;[63] und so verhält sich's beispielsweise beim Absinth.

Alles jedoch, was süß ist und zusammenziehend (*dulce cum stipticitate*), ist den Därmen freundlich, denn es schmeckt lieblich und stärkt sie zugleich, verhindert auch die Aufrauhung der Speiseröhre; denn es ist ja ganz ähnlich einem Mittel, das ausgeglichen ist in seiner Komplexion.

Und alles, was austrocknend wirkt wegen seines Stechens oder Zusammenziehens (*propter ponticitatem aut stipticitatem*), läßt, weil in ihm auch Seifigkeit herrscht oder Geschmacklosigkeit oder weil es überhaupt alles behindert, was beißend wirken kann, Fleisch hervorkommen und wachsen.

Wenn das Zusammenziehende jedoch verbunden ist mit Schärfe und mit Bitterkeit und zusammengesetzt ist aus feuriger und erdiger Substanz, dann ist es gut gegen die fressenden Geschwüre, in welchen böser Körpersaft sitzt, und ist sehr förderlich für deren Festigung und Heilung.

Manchmal entsteht auch eine Mischung und Zusammensetzung dieser Wirkungskräfte entsprechend der Zusammensetzung ihrer Bestandteile und Geschmackswirkungen, wie wir dies oben – bei der Erkenntnis der Wirkungskräfte

[63] Bitter und scharf sind warm, zusammenziehend (*stipticum*) ist kalt.

der Einzelarzneien durch logisches Denken[64] – in seinen Bedingungen dargestellt haben.

Und dieses war's, was wir zu sagen hatten über die Geschmackswirkungen und darüber, was aus ihnen entsteht und folgt entsprechend den in ihnen angelegten Grundlagen. Ein Vortrag, der zu diesen Gegenständen umfassende Gewißheit bringen würde, wäre die Aufgabe eines Naturphilosophen; dem Arzt genügt der hier gesammelte Darstellungsumfang.

Jetzt noch zu den **Gerüchen**: sie kommen hervor aus Hitze- wie aus Kältezuständen. Duftfluß jedoch und Niesreiz nehmen ihren Ausgang vor allem aus der Wärme; denn die nächstliegende Hauptursache für die Kraft eines Duftes ist feine, dunstige Substanz; und obgleich wir schon anerkannt haben, daß Duftfluß auf dem Weg der Verwandlung von Luft entsteht, ohne daß irgend ein anderer Duftträger sich auflösen müßte, so ist jener Vorgang doch Hauptweg und Hauptursache.

Alle Gerüche also, in welchen Beißen spürbar wird oder die sich zur Süßigkeit neigen, sind warm; und alle, worin Sauerheit und Duft von Schlehensaft (*odor caragiae*) spürbar werden, sind kalt.

Die Wohlgerüche aber sind meistenteils warm, abgesehen von jenen, welchen Atemberuhigung bzw. -lähmung und Schwierigkeit beim Ausatmen beigesellt ist, wie dem Duft von Kampfer (*camphora*) und Teichrose (*nenufar*). Die „Duftkörper“ werden aber in beiden Fällen aus der jeweiligen Substanz, wenn Kälte dem Duft beigesellt ist und ihn entstehen läßt, nicht so entbunden, daß sie bis zum Gehirn gelangen. Daher ist alles, was gut duftet, warm, desgleichen alles Würzende und wohl Gewürzte; und deshalb führen diese Sachen Kopfschmerzen herbei.

Über die **Färbungen** haben wir schon gesprochen und haben dich schon wissen lassen, daß sie sehr abweichen und daß es hiebei viele Möglichkeiten gibt (und daß sie meistens nicht so einfach wie die Düfte zu erklären sind); sondern sie zeigen bei einer einzigen Aussageabsicht sehr viele Darstellungsmöglichkeiten. Und dieser Fall tritt dann vor allem ein, wenn die Erscheinungsmöglichkeiten einer einzigen Art abweichend und verschieden ausfallen und einige zur Weiße neigen und andere zur Röte oder Schwärze: dann sind nämlich die Fälle, die zur Weiße neigen, falls sie von kalter Art sind, auch von Natur aus kalt; und die zu den zwei anderen Möglichkeiten neigen, die sind weniger kalt.[65] Und wenn die Fälle von Natur aus im Bereich der Wärme liegen, dann verhält sich die Sache entgegengesetzt. Und manchmal weicht's hier also ab und fällt verschieden aus

[64] Vgl. Kap. 3.
[65] *niger* im Sinn von *rubeus* gehört zur warmen Qualität.

in den Erscheinungsmöglichkeiten; doch was entsteht, entspricht zum größten Teil dem, was ich oben sagte.

Wir wollen also nun über die Wirkungstätigkeiten der Einzelarzneien berichten.

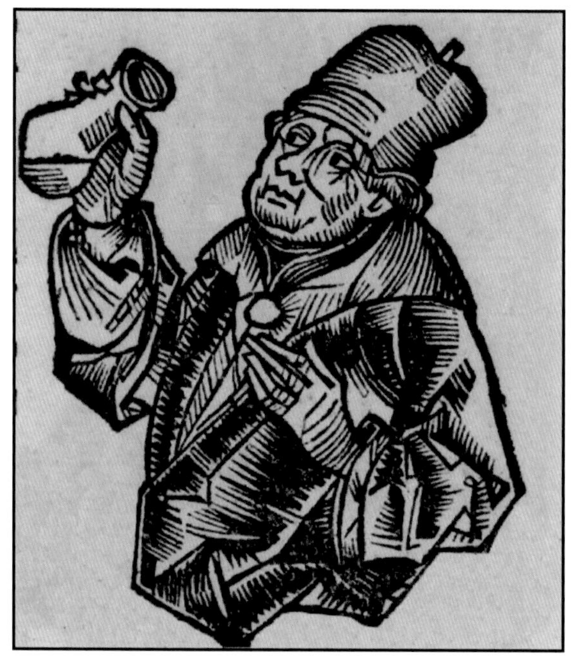

Abb. 10: Avicenna in einer Miniatur aus dem 16. Jh.

4. Kapitel. Über die Wirkungstätigkeiten der Einzelarzneien.

Hier werden wir darstellen, daß die einfachen Arzneien **umfassende** Wirkungstätigkeiten oder **jeweilige** Wirkungstätigkeiten haben oder auch Wirkungstätigkeiten, die den umfassenden **ähnlich** sehen.

Die **umfassenden** Wirkungstätigkeiten sind Erwärmung und Abkühlung, Ausstoßung und Anziehung, Erregung eines fressenden Geschwürs und seine Festigung und Heilung[66] und andere dergleichen Vorgänge.

Jeweilige Wirkungstätigkeiten sind Hilfeleistung etwa beim Krebs, bei Gelbsucht, bei Hämorrhoiden, und dergleichen.

Und Wirkungstätigkeiten, die den umfassenden **ähnlich** sehen, sind das Hervorrufen (etwa des Harns oder des Monatsblutes) oder das Lösen und Abführen und andere dergleichen Sachen;[67] denn obgleich es sich hier um jeweilige Wirkungstätigkeiten handelt, da sie an entsprechenden Körpergegenden und mit entsprechenden Arzneien und Geräten stattfinden, sehen sie doch den umfassenden ähnlich, denn sie sind ja die Wirkungsfolgen von Dingen und Arzneien, deren Hilfs- wie Schadenswirkungen gemeinsam sind mit dem, was der gesamte Körper von ihnen erfährt und erleidet, doch nicht von ihnen selber her, sondern durch zugeführte, begleitende Wirkung.

Wir wollen aber hier unter den Wirkungstätigkeiten nur der **umfassenden** gedenken und ferner derer, die den umfassenden **ähnlich** sehen.

Also: es gibt von den **umfassenden** Wirkungstätigkeiten zwei Arten: die **erste** und die **zweite Art**.

Die **erste Art** hat wiederum vier Wirkungsvorgänge, und zwar **Abkühlung** und **Erwärmung** sowie **Befeuchtung** und **Austrocknung**.

Die Wirkungsvorgänge der **zweiten Art** sind eigentlich dieselben, doch sind sie jetzt in ein Maß eingebunden und stehen mit **Zunahme** und **Abnahme** in einem Verhältnis, wie dies bei Anbrennung und Fäulnisbildung sowie bei Gefrierung oder Erstarrung der Fall ist; denn diese Vorgänge stehen gleichfalls mit Abkühlung und Erwärmung in Zusammenhang, doch sind sie, wie gesagt, an Abmessungen und Verhältnisse gebunden.

Dann gibt es nochmals **andere**: diese sind Wirkungsvorgänge, die aus den Vorgängen der zweiten Art hervorgehen, wie starre Betäubung, Wundversiegelung,

[66] Sechs Punkte, denen drei Unterpunkte folgen.

[67] Allesamt erwärmend.

Anziehung, Schlüpfrigmachung, Öffnung, Zusammenleimung,[68] und was es sonst dergleichen gibt.

Den umfassenden Wirkungstätigkeiten **ähnlich** sehend sind etwa das Lösen oder Abführen und das Hervorrufen (etwa des Harns oder des Monatsbluts) sowie das Austreiben des Schweißes.

Doch bevor wir nun über letztere Wirkungsvorgänge sprechen, wollen wir von den Eigenarten und Eigenheiten handeln, welche alle genannten in sich haben.

Wir haben bereits festgestellt, daß die Eigenarten, welche die Arzneien in sich haben, zum einen die bekannten vier (Primär-)Qualitäten, zum anderen die verschiedenen Möglichkeiten von Geruch und Färbung sind; und drittens gibt es die bekannten (Sekundär-)Qualitäten, nämlich Feinstofflichkeit und Grobstofflichkeit, Befähigung zu Pulverzustand und Zähklebrigkeit, Befähigung zu Erstarrung und Fließfähigkeit, ferner noch Schleimigkeit und Öligkeit (bzw. Seifigkeit), Saugfähigkeit und Leichtigkeit bzw. Schwere.[69]

Eine Arznei wird also **feinstofflich**[70] genannt, wenn ihre Eigenart darin besteht, daß sie, von der natürlichen Kraft, die in uns ist, beeinflußt, in unseren Körpern in winzige Teilchen verteilt wird, wie dies beim Safran (*crocus*) und beim Zimt (*cinnamomum*) geschieht; und so eine Arznei nützt mehr bei allen ihren Prägewirkungen als alle anderen Arzneien, weil sie nämlich bei ihrer Trocknungswirkung von keinerlei Beißen begleitet ist und doch dieselbe Trocknungswirkung tut wie eine heftig beißende Arznei.

Grobstoffliche[71] Arznei hingegen erkenne ich daran, daß solches nicht zu ihren Eigenarten zählt; Beispiele sind Kürbis (*cucurbita*) und Gips (*gypsum*).

Als **zähklebrig** bezeichnen wir jede Arznei, welche in ihrer Ausübung oder in ihrer Wirkungsfähigkeit dafür sorgt – weil die ihr eingeborene Wärme ihre Prägewirkung erzeugt –, daß ihre Ausdehnung in Ausspannung und ohne Abschneidung noch Abreißung erfolgt, wann sie sich ausdehnt. Ferner steht's so bei ihr: falls ihr die äußeren Enden zweier Körper anhangen, die selber zur Verlängerung und Ausdehnung bewegt werden, besteht die Möglichkeit, daß sie sich mitbewegt, ohne daß diese Verbindung zwischen den Körpern abreißt; und so geschieht's beim Honig.

[68] Sechs Punkte, denen drei Unterpunkte folgen.
[69] Zehn Punkte, wenn man Leichtigkeit und Schwere als einen Punkt zählt.
[70] Feinstoffliches ist erwärmend.
[71] Grobstoffliches ist kalt.

Befähigung zum **Pulverzustand** hat eine Arznei, die, wenn man sie etwas zusammendrückt und dabei trocknen oder erstarren macht, sich in kleine Teilchen verteilt, wie dies gute Aloe[72] tut.

Befähigung zu **Gefrierung oder Erstarrung** hat jene Arznei, die ihrer Eigenart gemäß dahin gelangt, daß ihre Bestandteile sich voneinander entfernen und sie sich erweitert und ausdehnt, wohin man auch immer sie ablegt; indes ist sie, sobald diese Ausübungswirkung einsetzt, zugleich an Form und Ort gebunden, und zwar aus dem Grund, weil sie (ihrer Komplexion nach) äußerst kalt ist, wie zum Beispiel das Wachs; und überhaupt ist eben ihre Eigenart, daß sie zwar (ihrer Fähigkeit nach) fließt, doch eben nicht in ihrer Ausübungswirkung.

Herabfließende (also fließfähige) Arznei ist eine solche, die nicht an Form und Ort gebunden ist, sobald man sie auf einem festen Körper ablegt, sondern alsdann bewegen sich ihre höhergelegenen Teile nach unten, wohin auch immer dieser Fortgang möglich ist, wie das jeder Stoff tut, der fließen kann.

Schleimige Arznei hat die folgende Eigenart: wird sie in Wasser oder in einen wässerigen Stoff gegossen, so fällen sich ihre jener Feuchtigkeit nun beigemischten Teile wieder aus, und es entsteht aus ihnen, die sich sammeln, eine Substanz, welche schlüpfrige Klebrigkeit erlangt; wie dies beim Flohsamen (*psillium*) und bei der Eibischwurzel (*althaea*) zu beobachten ist: ihre schleimigen Samen wirken mit ihrer schlüpfrigen Klebrigkeit lösend und abführend; es sei denn, sie werden gebraten und es entsteht dadurch ihre leimende Schleimigkeit mit ihrer zurückhaltenden Klebewirkung.

Ölig (oder seifig) ist eine Arznei, deren Substanz eine gewisse Seifigkeit enthält, wie es dies bei gewissen Körnern gibt.

Saugfähig wie ein Schwamm ist die Arznei, die trocknend ist in ihrer Ausübungswirkung, erdhaftig, und deren Eigenart darin besteht, daß Wasser oder eine flüssige Feuchtigkeit sofort bei der Begegnung in ihre Tiefe wirkt und in ihre verborgenen Gänge und Stollen dringt, so daß gar nichts mehr davon sichtbar ist; so wie beim ungelöschten Kalk.

Über **Leichtigkeit** aber und **Schwere** der Arznei brauchen wir nicht zu sprechen, da ihre Eigenart am Tage liegt.

Dagegen ist erforderlich, daß wir die bekannten Wirkungsvorgänge und Wirkungstätigkeiten der Arzneien nun aufzählen, entsprechend ihren dargestellten Eigenschaften und Wirkungsbedingungen; hierauf wollen wir anschließend ihre

[72] Gemeint ist getrockneter Aloesaft.

Beschreibungen und die Erklärungen ihrer Bezeichnungen der Reihe nach folgen lassen.[73]

Von einer **erwärmend** wirkenden Arznei kann man sagen: sie ist feinstofflich machend, auflösend, abfegend, hechelnd oder austrocknend, aufrauhend, öffnend, erweichend, die Körpersäfte zur Reifung führend, ihre Verdauung und Verteilung fördernd, in die Zähklebrigkeit (eines Körpersafts) einschneidend und ihn (stückelnd) lösend, Windblähung auflösend, säfteanziehend, beißend, erröten machend, Juckreiz erregend, Geschwüre herbeiführend, zerfressend, verbrennend, zerbrechend und teilend, fäulnisbildend, wie ein Brenneisen wirkend, abhäutend.[74] Und dies sind 22 Wirkungsvorgänge.[75]

Von einer **abkühlend** wirkenden Arznei kann man sagen: sie ist stärkend, Säfte zurücktreibend, diese grobstofflich und dick machend, ihre Roheit herbeiführend, starre Betäubung bringend.[76] Dies sind 6 Wirkungsvorgänge.

Von einer **befeuchtend** wirkenden Arznei kann man sagen: sie ist aufblähend, abwaschend, Geschwüre ihren üblen Inhalt zu entleeren zwingend, schlüpfrig und klebrig machend, schlichtend und ebnend.[77] Dies sind wieder 6 Wirkungsvorgänge.

Von einer **austrocknend** wirkenden Arznei kann man sagen: sie ist auspressend, zusammenziehend und verstopfend, gefäßverstopfend, zusammenleimend, festigend und heilend, fleischbildend, wundversiegelnd.[78] Dies sind 8 Wirkungsvorgänge.

Ferner gibt es noch eine andere Art von Eigenschaften, entsprechend ihren **besonderen** Wirkungstätigkeiten: verderbenbringend und vergiftend, und dagegen als Theriak und Gegengift arbeitend. (Das waren 3 Punkte.)

---

[73] Nun folgen sechs Kataloge sogenannter Sekundärqualitäten: zunächst vier Kataloge „entsprechend ihren dargestellten Eigenschaften und Bedingungen", das heißt: entsprechend den Primärqualitäten (22 + 6 + 6 + 8 = 42 Adjektive [also 6 x 7 Adjektive]); sodann zwei Kataloge "ihren Wirkungstätigkeiten entsprechend" (3 + 4 = 7 Adjektive); Gesamtsumme: 49 (= 7 x 7).

[74] *medicina calefactiva: subtiliativa, resolutiva, abstersiva, carminativa vel exsiccativa, exasperativa, aperitiva, mollificativa, maturativa, digestiva, incisiva, frangitiva ventositatis, attractiva, mordicativa, rubrificativa, pruritum faciens, ulcerativa, corrosiva, adustiva, frangens, putrefactiva, cauterizativa, excoriativa.*

[75] Hier wie bei den folgenden Einteilungen wird stets das Schlagwort (hier also „erwärmend") mitgezählt.

[76] *infrigidativa: confortativa, repercussiva, ingrossativa, crudum faciens, stupefactiva.*

[77] *humefactiva: inflativa, lavativa, sorditativa (ulcerum), lubrificativa, planativa.*

[78] *desiccativa: expressiva, contractiva, oppilativa, glutinativa, consolidativa, generativa carnis, sigillativa.*

Und **außerdem** kann eine Arznei noch folgende Wirkungsvorgänge mit sich bringen: lösen und abführen, (Harn oder Monatsblut) hervorrufen sowie Schweiß austreiben. (Das waren 4 Arzneigruppen[79]).

Wenn wir alle zusammenzählen, haben wir somit 49 Wirkungstätigkeiten, die wir aus der Gesamtzahl der Wirkungsmöglichkeiten ausgewählt haben: einesteils im Verhältnis stehend mit den Primärqualitäten, anderenteils den Wirkungstätigkeiten der Arzneien entsprechend. Und wir werden im folgenden nun jede dieser Wirkungstätigkeiten darstellen vermittels der Beschreibung ihrer Eigenschaften.

Zu den Arzneien, deren Wirkungsvorgänge mit **Erwärmung** zu tun haben, ist folgendes bekannt:

Feinstofflichkeit bewirkend ist eine Arznei, die ihrer Eigenschaft gemäß die Wesenheit des Körpersafts unter der Mitwirkung mäßiger Wärme feinstofflicher macht; wie Hysop dies tut oder Thymian (*alhasce*) oder Kamille.

Auflösend ist eine Arznei, die ihrer Eigenschaft gemäß auf den Körpersaft Abtrennungswirkung übt, indem sie ihn verdampft und so vom Ort abzieht, an dem er festgehalten war, doch nicht auf einmal, sondern Teil nach Teil, bis durch den steten Fortgang dieser Wirkungstätigkeit gar nichts mehr von ihm übrigbleibt; und zwar geschieht dies durch die Wärme der Arznei, so wie beim Bibergeil (*castoreum*).

Abfegend ist eine Arznei, die ihrer Eigenschaft gemäß zähklebrige, erstarrte Feuchtigkeiten von den Öffnungen der Poren auf der Oberfläche eines Körperteils dergestalt weg und in Bewegung bringt, daß sie diese von der Stelle entfernt, so wie es Honigwasser tut; übrigens sänftigt jede abfegende Arznei durch ihren Wirkungsvorgang die Natur, auch wenn sie keine lösende Wirkung besitzt; auch alles Bittere ist abfegend.[80]

Aufrauhend ist eine Arznei, welche die Oberfläche eines Körperteiles an verschiedenen Stellen in erhöhte oder gesenkte Lage bringt, und zwar entweder durch die Kraft ihrer Zusammenziehung, verbunden mit der Grobstofflichkeit ihrer Substanz, entsprechend dem, was schon gesagt wurde; oder diese Wirkung tritt ein wegen der Heftigkeit ihrer Schärfe, die eine Feinstofflichkeit ihrer Substanz herbeiführt, so daß sie schneidend wirkt und jede Ausgeglichenheit zerstört; oder diese Wirkung tritt ein durch Abfegung der rauhen Oberfläche beim Wirkungsbeginn oder des glatten, flachen Wurzelgrundes durch begleitende

[79] Die eigentlich allesamt erwärmend sind, hier aber als Mittel besprochen werden, die entgegengesetzte, indes gesammelt und verbunden auftretende Wirkungskräfte besitzen.
[80] Bitter ist ja erwärmend.

Wirkung: denn wenn diese Arznei von einem Körperteil grobstofflicher Wesenheit, dessen Oberfläche rauh ist und übrigens an verschiedenen Stellen gelegen sein kann, zähklebrige Feuchtigkeit, welche darüberläuft und seine äußere Oberfläche glatt und eben hervorkommen läßt: wenn sie also von diesem Körperteil die zähklebrige Feuchtigkeit abfegt, dann tritt doch an dem Wurzelgrund stärkste Rauheit zutage und wird nach außen und von außen sichtbar. Ein Beispiel dieser Arznei ist die Königskrone (*corona regia*); und deren Wirkungsmächtigkeit beim Abtrocknen wird hauptsächlich bei allen Knochen und Knorpeln offenkundig und ist weniger sichtbar auf der Haut.

Öffnend ist eine Arznei, die ihrer Eigenschaft gemäß den Krankheitsstoff, der im Hohlraum der Körpergänge, da die Säfte fließen, sitzt, nach außen treibt, und zwar so, daß der Hohlraum dieser Körpergänge weiterhin offen bleibt. Dabei hat eine abfegende Arznei stärkere Wirkung, wie etwa die Petersilie (*petroselinum*); und nur solche Arznei hat diese Wirkung, die feinstofflich ist und auflösend; oder sie wirkt auch so, weil sie feinstofflich ist und stückelnd und lösend einschneidet, und du wirst diese Aussage später verstehen; oder sie wirkt auch so, weil sie feinstofflich ist und abwaschend, und du wirst auch diese Aussage später verstehen. Alles aber, was scharf ist, wirkt auch öffnend; und alles, was feinstofflich und bitter ist, wirkt öffnend; und alles, was feinstofflich und flüssig ist, wirkt öffnend, sofern es zur Wärme und zur Ausgeglichenheit (der Komplexion) hinneigt; und alles, was feinstofflich und sauer ist, wirkt öffnend.

Erweichend und lösend ist eine Arznei, die ihrer Eigenschaft gemäß die Wesenheit der Körperteile, sofern sie dickstoffliche (also engmaschige) Poren haben, sänftigt, und zwar durch ihre wärmende und befeuchtende Wirkung; und deswegen geschieht es dann, daß sich die Poren weiten und daß die Ausstoßung der überflüssigen unstatthaften Säfte, die in ihnen enthalten werden, leichter geht; und diese Wirkung hat ein Pflaster aus Dill (*anetum*) und Leinsamen.

Die Körpersäfte zur Reifung führend ist eine Arznei, die ihrer Eigenschaft gemäß den Körpersaft seiner Verdauung und Verteilung zuführt, indem sie wärmend wirkt und Ausgeglichenheit (der Komplexion) erzeugt, ferner zusammenziehende[81] Kraft besitzt, welche den Körpersaft zurückhält, bis er zu seiner Verdauung gelangt und beschwerdenfrei aufgelöst wird, unter Trennung des Feuchten vom Trocknen; und wenn dies allzu kräftig vor sich geht, kommt es zur Anbrennung.

Verdauung und Verteilung der Körpersäfte fördernd ist eine Arznei, die ihrer Eigenschaft gemäß der genossenen Speise ihre Verdauung angedeihen läßt; und davon hast du bereits im vorangegangenen Vortrag erfahren.

---

[81] Zusammenziehend ist eigentlich eine Folge kühlender Qualität.

Windblähung auflösend ist jene Arznei, die ihrer Eigenschaft gemäß die Wesenheit der Windblähung durch ihre wärmende, trocknende Wirkung feinstofflich und luftartig macht, so daß sie aufgelöst und ausgetrieben wird von dem Ort, wo sie war; wie dies der Rautensame (*semen rutae*) tut.

In die Zähklebrigkeit (eines Körpersaftes) einschneidend und ihn stückelnd lösend ist eine Arznei, die ihrer Eigenschaft gemäß infolge ihrer Feinstofflichkeit zwischen zwei Oberflächen dringt, nämlich zwischen die Oberfläche des zähklebrigen Körpersafts und die Oberfläche der Körperstelle, wo jener angeklebt ist; jenen löst sie von ihr und treibt ihn aus; und deshalb üben die wirkenden Teile der Arznei bei diesem Vorgang ihre Wirkungsmacht auf zwei getrennte und verschiedene Oberflächen aus, so daß die Austreibung des zähklebrigen Körpersafts samt seiner Oberfläche von der Stelle, wo er angeklebt war und gehaftet hatte, leicht vonstatten geht; wie dies der Senf (*sinapis*) bewirkt und auch der Essigmet (*oxymel*). Und diese einschneidende und (stückelnd) lösende Wirkungskraft steht in genauem Gegensatz zur zähklebrigen, haften machenden; nicht anders als die auflösende Wirkungskraft im Gegensatz zur grobstofflich und dick machenden steht, oder eine Feinstofflichkeit herbeiführende Wirkungskraft im Gegensatz zur Dickigkeit oder Grobstofflichkeit erzeugenden. Und die Ärzte (der Griechen) geben diesen Kräften Reihenfolge und Ordnungsziffern und bestimmen sie gemäß der Wirkungsausübung, die sie beim Nachdenken vergleichbar scheinen läßt; und um jetzt auf die einschneidende (und stückelnde) Wirkung zurückzukommen: es ist nicht ihre Sache, auf die Wesenheit eines Körpersafts Einfluß zu üben,[82] sondern auf seinen Fortbestand: wahrscheinlich teilt sie ihn in Stücke, wobei indes ein jedes Stück bzw. Klümpchen die Ähnlichkeit mit seiner ersten Wesenheit behält.

Säfteanziehend ist jene Arznei, die ihrer Eigenschaft gemäß die Körpersäfte an den Ort bewegt, an den sie sich selber begibt; und dies vermag sie wegen ihrer Feinstofflichkeit und erwärmenden Wirkung, wie etwa Bibergeil (*castoreum*) dies tut. Und heftig anziehend ist jene Arznei, die ihrer Eigenschaft gemäß die Körpersäfte aus der Tiefe zieht und austreibt; und deshalb nützt sie vorzüglich bei Hüftgicht und bei Schmerzen der unteren Gelenke, wenn man sie nach der Purgaz in einem Pflaster auflegt; auch werden durch ihre Kraft Dornen und Pfeile aus den Körperstellen gezogen, wo sie festsitzen.

Beißend ist eine Arznei von durchdringender, hohe Feinstofflichkeit besitzender und bewirkender Qualität, welche die ununterbrochene Abtrennung einer sehr großen Zahl nahe beisammenliegender Teilchen von kleiner Quantität bewirkt; weshalb ein jeder dieser Abtrennungsvorgänge nicht einzeln, sondern gleichsam

[82] Sie hat ja erwärmende Wirkung.

im ganzen als ein einziger Schmerz empfunden wird; wie dies ein Senfpflaster mit Essig tut, oder auch Essig selbst allein.

Erröten machend ist eine Arznei, die ihrer Eigenschaft gemäß den Körperteil, auf den sie trifft, kräftig erwärmt, so daß sie mit heftiger Anziehungskraft das Blut heranzieht, welches somit an die Außenfläche des entsprechenden Körperteils gelangt und ihn erröten läßt; und so wirkt etwa Senf (*sinapis*) und Eisenhut (*napellus*) oder auch Feigensaft (*ficus*) und Bergminze (*calamentum*); und all diese erröten machenden Arzneien besitzen einen Wirkungsvorgang, der dem des Brenneisens benachbart ist.

Juckreiz erregend ist eine Arznei, die ihrer Eigenschaft gemäß, infolge ihrer Schärfe und Erwärmungswirkung beißenden Körpersaft zu den Hautporen zieht, wo er Juckreiz erregt, jedoch nicht in die Lage kommt, daß er fressende Geschwüre hervorruft; und manchmal unterstützen diesen Vorgang haarige Dornen harter Pflanzenteile, die mit den Sinnen gar nicht wahrzunehmen sind; wie dies beim Hahnenfuß (*kebikengi/ranunculus*) geschieht.

Geschwüre herbeiführend ist eine Arznei, die ihrer Eigenschaft gemäß Körpersäfte, die unter Teilen der Haut zusammenhangend sitzen, verzehrt und auflöst, wodurch sie freilich bösen Krankheitsstoff zu diesen Teilen zieht, und zwar in solchem Maß, daß dort ein fressendes Geschwür entsteht; wie dies der *Anacardus* tut.

Verbrennend ist eine Arznei, die ihrer Eigenschaft gemäß das Feinstoffliche in den Körpersäften und Körperteilen auflöst und sie dann ihre Aschenhaftigkeit behalten läßt; wie die Wolfsmilch (*euphorbium*) dies tut.

Zerfressend ist eine Arznei, die ihrer Eigenschaft gemäß auflöst und deren Auflösungswirkung, verbunden mit Erzeugung fressender Geschwüre, zur Folge hat, daß sie die Stofflichkeit oder Substanz des Fleisches aufzehrt; so wie dies Kupferblüte oder Grünspan (*flos aeris*) tut.

Zerbrechend und teilend ist eine Arznei, die ihrer Eigenschaft gemäß einen steinhart gewordenen Körpersaft, wo sie ihn findet, in Teile stückelt und diese noch weiter zerbricht; wie dies der Steinbrech (*saxifraga*) tut oder der Judenstein (*lapis judaicus*) und die übrigen Mittel dieser Art.

Fäulnisbildend ist jene Arznei, die ihrer Eigenschaft gemäß die Komplexion des Lebensgeistes, der zum jeweils in Rede stehenden Körperteil gelangt, verdirbt und damit auch die Komplexion des Körpersafts in diesem Körperteil; und dies verrichtet sie mit einer solchen Auflösungswirkung, daß der Körperteil selber mitbetroffen wird, was nicht bekömmlich ist; dabei gelangt sie aber nicht dahin, daß sie den Körperteil selbst anbrennt und zerfrißt und seinen Körpersaft auflöst, sondern sie läßt in ihm den verdorbenen Körpersaft zurück, in dem nun eine nicht natürliche Wärme fäulnisbildende Wirkung tut; und Beispiele für Mittel dieser Wirkung sind Hüttenrauch (*arsenicum*) und Gummi von der Wilden Raute (*gumma rutae agrestis*).

Wie ein Brenneisen wirkend ist eine Arznei, die das Fleisch zerfrißt und die Haut anbrennt, und zwar dergestalt, daß sie diese verhärtet und austrocknet und sie eben wie angebrannt erscheinen läßt; und deshalb wird die Substanz der betroffenen Haut die Körpergänge, da die Säfte fließen, zusammenziehen und verstopfend dicht machen, weil sie ja als ein Hindernis vor ihnen steht; und dieses Hindernis nennt man hier Eschara, das heißt Feuerstelle; und es leistet den Dienst, daß es das Blut zurückhält und daran hindert, aus den Arterien und ähnlichen Adern zu fließen; und so wirkt Bocksdorngummi (*dragagantum*) und Vitriol (*colcotar*).

Abhäutend wirkt eine Arznei, die ihrer Eigenschaft gemäß infolge der Unmäßigkeit ihrer Abfegungswirkung die zerstörten Teile der Haut wegfegt; wie dies Kostwurz (*costus*) und Osterluzei (*aristolochia*) verrichten und sämtliche sonstigen Mittel, die Feuermal (*morphea*) und Hautflecken (*pannus*) und ähnlichen Erscheinungen gut tun.

Zu den Arzneien, deren Wirkungsvorgänge mit **Abkühlung** zu tun haben, ist folgendes bekannt:

Stärkend ist eine Arznei, die ihrer Eigenschaft gemäß einen Körperteil in Bezug auf seine Wesenheit (und Stofflichkeit) und seine Komplexion zum Ausgleich führt, so daß und bis er außerstande ist, die zu ihm ausgegossenen überflüssigen unstatthaften Körpersäfte mit ihren Schadenswirkungen in sich aufzunehmen; und zwar vollbringt sie diese Wirkung entweder durch die Eigenschaft, die in ihr steckt, wie das bei Siegelerde (*terra sigillata*) und beim Theriak der Fall ist; oder durch die Ausgeglichenheit ihrer Komplexion, vermöge welcher sie kühlt, was allzu warm, und wärmt, was allzu kalt ist; wie dies Galen beim Rosenöl (*oleum rosaceum*) erkannt hat.

Säfte zurücktreibend ist eine Arznei, welche der anziehenden (und erwärmenden) Arznei entgegengesetzt ist und ihrer Eigenschaft gemäß infolge ihrer abkühlenden Wirkungskraft den betroffenen Körperteil erkalten läßt und seine Stofflichkeit dick (oder eigentlich: engmaschig) macht, so daß sich seine Hautporen zusammenziehen und seine säfteanziehende Wärmekraft gebrochen wird und alles, was zu ihm hin fließt, gefriert oder erstarrt; ja, sie verdickt den anströmenden Körpersaft und hindert ihn, zu diesem Körperteil zu fließen, und hindert auch den Körperteil daran, ihn aufzunehmen; wie dies der Nachtschatt (*solatrum*) bei Eiterknoten (*apostemata*) bewirkt.

Grobstofflich und dick machend ist eine Arznei, die einer Feinstofflichkeit bewirkenden (erwärmenden) Arznei entgegengesetzt ist und ihrer Eigenschaft gemäß die Wesenheit des Körpersafts grobstofflich macht; dies bewirkt sie, indem sie ihn gefrieren oder erstarren läßt, seine Grobstofflichkeit herbeiführt oder ihn (mit ihrer Eigenschaft) vermischt.

Roheit herbeiführend ist eine Arznei, die einer erwärmenden, zu Reifung und Verdauung führenden Arznei entgegengesetzt ist und ihrer Eigenschaft gemäß vermöge ihrer abkühlenden Kraft die Wirkungstätigkeit der in den Körper eingeborenen Wärme zunichte macht, nicht weniger die von außen kommende Wärme mindert, die in Speise und Flüssigkeit sitzt, so daß alles, was dem Körper zugeführt wird, ohne Verdauung und Reifung verbleibt.

Starre Betäubung bringend ist eine kältende Arznei, welche vermöge ihrer abkühlenden Wirkungskraft, die sie auf den betroffenen Körperteil übt, es dahin bringt, daß sie die Stofflichkeit oder Substanz des Lebensgeistes, der dem Körperteil die bewegende und wahrnehmende Kraft zuführt, kalt in der Komplexion und grobstofflich in der Substanz macht, so daß die Lebenskräfte dieses Körperglied nicht mehr gebrauchen können; so verwandelt sich dann die Komplexion des Körper2teils und er nimmt demgemäß die Prägewirkung der Lebenskräfte nicht mehr an; und solche Wirkung haben Opium und Bilsenkrautsamen (*iusquiamus*) und Giftlattich (*lactuca*) und Schlafmohn (*papaver nigrum*) und Alraune (*mandragora*) und ähnliche Mittel.

Zu den Arzneien, deren Wirkungsvorgänge mit **Befeuchtung** zu tun haben, ist folgendes bekannt:

Aufblähend ist eine Arznei, in deren Substanz eine von außen erworbene grobstoffliche Feuchtigkeit enthalten ist, welche, wenn in ihr die dem Körper eingeborene Wärme ihre Wirkung verrichtet,[83] nicht etwa geschwind aufgelöst, sondern in Windblähung verwandelt wird; wie dies die Lupinen bewirken. Nebenbei bemerkt: alles, was aufblähend wirkt, führt Kopfweh herbei und bringt den Augen Schaden.

Nun zum Gedankengang zurück: es gibt nämlich Arzneien und Speisen, deren Feuchtigkeit, wenn sie zur ersten Verdauung gelangen, in Windblähung verwandelt wird, so daß diese Arzneien sich im Magen aufblähen und ihn an-

[83] Also wirkt hier der Körper auf die Arznei!

schwellen lassen; und die Auflösung dieser Aufblähung erfolgt dann wiederum im Magen und in den Gedärmen.

Dabei gibt es aber Arzneien, deren überflüssige Feuchtigkeit, welche in ihnen steckt, und deren Aufblähung erzeugende Substanz im Magen keine Einwirkung erfährt und also nicht zur Wirkungstätigkeit findet, sondern wartet, bis sie zu den (Gekröse-)Venen[84] gelangt; oder diese Arzneien erfahren im Magen keine Einwirkung und kommen also nicht zur Wirkungstätigkeit, solange sie geschlossen und beisammen sind, sondern allein ein Teil von ihnen erfährt Einwirkung und bewirkt Aufblähung im Magen, und es bleibt noch ein weiterer Teil, der dann in den (Gekröse-)Venen Entsprechendes erfährt und bewirkt.

Und ferner gibt es wiederum Arzneien, die geschlossen und gänzlich im Magen Einwirkung erfahren und dort in Windblähung verwandelt werden, doch diese Windblähung löst sich im Magen nicht mehr auf, sondern dringt durch bis zu den Venen, und auch im Magen bleibt noch Windblähung zurück.

Überhaupt ist mit jeder Arznei, die eine von außen erworbene Feuchtigkeit im Übermaß enthält, als Folge dessen, was sich da mit ihr vermischt hat, Aufblähung verbunden;[85] wie dies Ingwer (*zinziber/zingiber*) und der Samen der Rauke (*eruca*) bewirken. Und jegliche Arznei, die in diesen (Gekröse-)Venen Aufblähung bewirkt, hat auch die Eigenschaft, das männliche Glied aufzublähen.

Abwaschend ist jede Arznei, die ihrer Eigenschaft gemäß Abfegungswirkung hat, doch nicht durch eine Kraft, die in und aus ihr wirkt, sondern durch eine Kraft in ihr, die Einwirkung erfährt und dann zur Wirkungstätigkeit gelangt, und zwar durch die der Arznei eigene Bewegungskraft.

Und mit der „Kraft, die Einwirkung erfährt und dann zur Wirkungstätigkeit gelangt“ bezeichne ich die Feuchtigkeit in der Arznei, und mit dem Wort „Bewegungskraft“ bezeichne ich den fließenden Lauf dieser Feuchtigkeit; denn wenn das Feinstoffliche fließt und läuft und so die Öffnungen der Venen überquert, wirkt es durch seine Feuchtigkeit sänftigend auf die überflüssigen unstatthaften Körpersäfte und treibt sie durch seinen fließenden Lauf mit hinaus; wie dies Gerstenwasser (*aqua ordei*) und Kürbiswasser (*aqua cucurbitae*) bewirken.

Geschwüre ihren üblen Inhalt zu entleeren zwingend ist eine befeuchtende Arznei, die mit den Säften der Geschwüre sich vermischt und ihre Menge steigert, wodurch sie deren Austrocknung und (vorzeitige) Festigung und (falsche) Heilung hindert.

---

[84] Gemeint sind wohl die *venae mesaraicae*; heute kennt man die Pfortader.
[85] Heutzutage spricht man von Quellstoffmitteln.

Schlüpfrig und klebrig machend ist eine Arznei, die ihrer Eigenschaft gemäß die Oberfläche eines Körpers, welcher in einem der Gänge, da die Säfte fließen, sich diesem Fluß entgegenstellt und in ihm festgehalten ist, befeuchtet, und zwar so, daß er diesen Körper von der Oberfläche, an der er klebte, ablöst und entfernt und seine Teile (in welche er dabei zerfällt) empfänglich dafür macht, sich dem Säftefluß anzupassen und in ihm mitzulaufen; und dies wird möglich durch die Sänftigung, die dieser Körper oder seine Teile bei der Vermischung mit der schlüpfrig machenden Arznei erwerben; und so werden sie denn entfernt von ihrer Stelle, da sie saßen, und zwar durch ihr natürliches Gewicht und durch die austreibende Kraft; wie dies die Pflaumen (*pruna*) tun durch ihre lösende und abführende Wirkungskraft.

Schlichtend und ebnend ist eine zähklebrige Arznei, die ihrer Eigenschaft gemäß sich auf der Oberfläche eines rauhen Körperteiles oder Gliedes ausbreitet, der Ausbreitung der flachen Oberfläche folgend, wodurch die erkennbare Oberfläche jenes Körpers schlicht und eben wird und ihre geöffnete Rauheit sich schließt; dies kann auch so geschehen, daß nur die bei der Ausdehnung der Arznei sich verbreitende Feuchtigkeit zu jener rauhen Oberfläche strömt.

Zu den Arzneien, deren Wirkungsvorgänge mit **Austrocknung** zu tun haben, ist folgendes zu melden:

Austrocknend ist eine Arznei, welche durch ihre – Auflösung und Feinstofflichkeit herbeiführende – Wirkungskraft die Körperfeuchtigkeiten verzehrt.

Zusammenziehend und verstopfend ist eine Arznei, welche in Teilen eines Körpergliedes eine Bewegung der überflüssigen unstatthaften Körpersäfte entstehen läßt, welche zu einer Ansammlung zusammenströmen, so daß sie dort an ihrem Ruheort grobstofflich werden und eindicken, wodurch die Körpergänge, da die Säfte fließen, sich zusammenziehen und verstopfen.

Auspressend ist eine Arznei, als deren Wirkung eine Ausscheidung eintritt, und zwar insofern, als sie die Teile (eines Körpergliedes) zusammenzieht und in dem Ziel vereinigt, die feinstofflichen Feuchtigkeiten, die in deren Hohlräumen stehen, mit Notwendigkeit einer Pressung und Ausscheidung zuzuführen.

Gefäßverstopfend ist eine trocknende Arznei, die wegen ihrer Dickigkeit oder Grobstofflichkeit und ihrer Trockenheit oder auch wegen ihrer leimenden Wirkung bei ihrem Durchgang festgehalten wird und so im Gefäß eine Verstopfung bewirkt.

Zusammenleimend oder ankleben machend ist eine trocknende Arznei, die ein wenig klebrige Feuchtigkeit enthält, welche dann auf den Öffnungen der Adern und Gefäße hangen bleibt, verstopfend wirkt und so den Lauf und Fluß des Krankheitsstoffs aufhält. Jede schlüpfrige, klebrige Flüssigkeit wird übrigens, wenn Feuer auf sie Wirkung tut, zusammenleimend, gefäßverstopfend und so den Säftefluß zurückhaltend.

Festigend und heilend ist eine Arznei, welche die Feuchtigkeit, die zwischen zwei benachbarten und zusammengehörigen Wundoberflächen steht, eintrocknet und eindickt, so daß sie sich verändern und zur Zusammenleimung und zähklebrigen Aneinanderhaftung fähig werden; wie dies Drachenblutharz (*sanguis draconis*) und Aloe bewirken.

Fleischbildend ist eine Arznei, die ihrer Eigenschaft gemäß das Blut, welches die Wunde überströmt, in Fleisch verwandelt; und dies bewirkt sie so, daß sie die Ausgeglichenheit der Komplexion des Blutes herstellt und es zugleich noch trocknet und gerinnen macht.

Wundversiegelnd ist eine trocknende Arznei, welche die Oberfläche einer Wunde austrocknet, so daß eine Borke (*cortex*) darüber entsteht, die vor Schaden bewahrt, bis die Haut naturgemäß wieder gewachsen ist.

Und jegliche Arznei, die eine der zwei letztgenannten Aufgaben durchführt und ausgeglichen ist in ihrer Komplexion, wirkt trocknend, ohne doch zu beißen.

Zuletzt folgen noch 3 Arzneigruppen mit **besonderen** Wirkungstätigkeiten:

Verderbenbringend ist eine Arznei, welche die Komplexion (eines Kranken) verändert und verdorbene überflüssige Säfte hervorruft; wie Wolfsmilch (*euphorbium*) dies bewirkt oder das Opium.

Und **vergiftend** ist eine Arznei, welche die Komplexion (eines Kranken) verdirbt, doch nicht allein, indem sie Säfte erzeugt, die dem Kranken entgegen und seiner Natur fremd sind, sondern indem sie auch solche Säfte im Überfluß und unstatthaft hervorruft, die ihm gemäß und eigen sind; wie dies der Eisenhut (*napellus* oder *aconitum*) tut.

Als Gegengift, auf Arabisch Albezahar, und Theriak arbeiten alle Arzneien, die ihrer Eigenschaft gemäß die Gesundheit – und das bedeutet: dem Lebensgeist seine Wirkungskraft – bewahren, so daß er in der Lage bleibt, von sich aus das schädliche Gift aus den Arzneien auszutreiben.

Hierbei gehört der Name „Theriak“ den künstlich hergestellten Mitteln zu; das Wort „Albezahar“ dagegen verwendet man für Einzeldrogen, deren Wirkung von ihrer Natur her so ausfällt.

Und offensichtlich tragen pflanzliche, künstlich hergestellte oder vermischte Mittel den Namen „Theriak“, während natürliche Mittel aus Mineralien und Erzen den Namen „Albezahar“ führen; freilich scheint kein bedeutender Unterschied zwischen den beiden zu sein.

Nun folgen die **letzten** Arzneigruppen; sie besitzen entgegengesetzte, doch gesammelt und verbunden auftretende Wirkungskräfte.

Zu den **lösenden oder abführenden**, (Harn oder Monatsblut) **hervorrufenden** sowie **Schweiß austreibenden** Arzneien ist folgendes bekannt:

Jede Arznei, in welcher lösende mit zusammenziehender Wirkung verbunden ist, so wie etwa die Herbstzeitlose (*hermodactylus*), tut auch bei Schmerzen der Gelenke gut; denn ihre lösende Kraft zieht den Krankheitsstoff eilends an sich, woraufhin die zusammenziehende Kraft eilends mithilft und all die Körpergänge, da der Krankheitsstoff fließt, verengt, so daß der Krankheitsstoff nicht zu seinem Ursprungsort kehrtmachen und auch kein weiterer nachkommen kann. Jede auflösende Arznei aber, die gleichzeitig zusammenziehend wirkt, ist in ihrer Komplexion ausgeglichen und tut gut gegen die Erweichung der Gelenke sowie auch gegen ihre Verkrampfung, ferner bei Eiterknoten aufgrund von kaltem Schleim; und die zusammenziehende wie auch die auflösende Wirkungstätigkeit tun gut, weil mit jeder von beiden eine Austrocknung verbunden ist;[86] und wenn nun hier Zusammenziehungs- und Auflösungswirkung miteinander auftreten, dann wird die Trocknungswirkung dementsprechend stärker.

Die lösenden und die hervorrufenden Arzneien behindern meistens wechselseitig ihre Wirkungstätigkeiten und heben sie gegeneinander auf; denn die hervorrufenden Arzneien machen die Stuhlausscheidung meist vertrocknen.

Arzneien, in welchen erwärmende und abkühlende Wirkungskraft gesammelt und verbunden auftreten, sind sehr hilfreich bei Eiterknoten aufgrund von warmem Körpersaft, sobald diese den Höhepunkt ihrer Entwicklung erreichen; denn durch ihre zusammenziehende (und abkühlende) Wirkung treiben sie ja die Säfte zurück, und durch ihre erwärmende Wirkung lösen sie diese auf.

Arzneien, in welchen die Wirkungskraft des Theriak mit Abkühlung verbunden auftritt, sind sehr hilfreich bei Zehrfieber.

---

[86] Zusammenziehend ist zugleich auch abkühlend und trocknend; auflösend ist zugleich erwärmend und daher gleichfalls trocknend.

Und Arzneien, in welchen die Wirkungskraft des Theriak mit Erwärmung verbunden auftritt, tun mehr als alle anderen gut, wenn im Herzen die natürliche Wärme erlischt.

Die Macht aber, die jeder Komplexion das rechte Verhältnis verleiht und sie jenem Körperteil oder Glied zuweist, dem sie zukommt, so daß nicht etwa eine auflösende (und erhitzende) Wirkungskraft in jenem Teil des Körpersaftes oder Krankheitsstoffs erscheint und tätig wird, der dann einem Körperteil oder Glied zufließt,[87] so wenig wie umgekehrt eine abkühlende Wirkungskraft in jenem Teil des Körpersaftes oder Krankheitsstoffs, der von dem Körperteil oder Glied wegfließt;[88] diese Macht ist die Kraft der Natur, die ihrem erhabenen, herrlichen Schöpfer wohl zu gehorchen weiß.

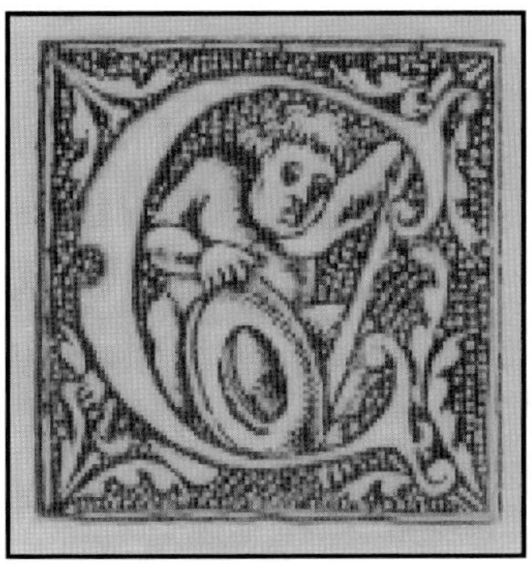

Abb. 11: Schmuckinitiale aus einer Avicennaausgabe des 16. Jhs.

[87] Was im Zusammenwirken mit dem dort herrschenden *calor innatus* einen fatalen Effekt haben müßte.

[88] Bzw. eben nicht geordnet wegfließen und ausgeschieden werden könnte, sondern durch seine Kältewirkung die Gefäße und Poren verstopfen und Krankheiten erregen würde.

5. Kapitel. Über die Beurteilungsgrundlagen bei Arzneien aufgrund von Einflüssen, die ihnen von außen her zustoßen.

Die Arzneien lassen sich beurteilen entsprechend den Einflüssen, die ihnen von außen her und künstlich zustoßen; und diese Einflüsse sind **Abkochung**, **Zerstampfung**, **Anbrennung** durch Feuer, **Abwaschung**, **Gefrierung** oder Erstarrung durch Kälte und schließlich Aufbewahrung in der **Nachbarschaft** von anderen Arzneien.[89] Es gibt nämlich Arzneien, deren Beurteilungsgrundlagen sich verändern aufgrund dessen, was ihnen seitens dieser Einflüsse zustößt; mitunter verändern sich ihre Beurteilungsgrundlagen aber auch, weil sie mit anderen Arzneien **gemischt** werden. Über letzteren Punkt sprechen wir aber noch förderlicher, wenn es um die Zusammensetzung der Arzneien geht.

Wir sagen also hier, daß es Arzneien gibt, die feste, dicke Körper haben, weshalb sie ihre Wirkungskraft bei der **Abkochung** nicht verlieren, ausgenommen den Fall, man wendet Mühe auf im Übermaß bei dieser Abkochung. Beispiele sind hier Kapernwurzel, Osterluzei (*aristolochia*) und Zitwerwurzel (*zedoaria*) und dergleichen.

Unter diesen Arzneien gibt es solche, die ausgeglichen sind in ihrer Komplexion, bei denen eine mittelstarke Abkochung genügt; und wenn hierbei gewaltsam Mühe aufgewendet wird, lösen sich ihre Wirkungskräfte auf und lassen nach. Beispiele sind hier harntreibende Samen wie Schopflavendel (*sticados/stoechas*) und dergleichen.

Ferner gibt es unter ihnen Arzneien, bei deren Abkochung eine ausgeglichene Komplexion nicht zu erreichen ist, bei denen also gleichfalls eine mäßig starke Abkochung genügt; und wenn über die erste Aufkochung hinaus auch nur eine einzige Aufsiedung angefügt wird, lösen sich ihre Wirkungskräfte auf und trennen sich während der Abkochung, und es bleibt ihnen gar keine Prägewirkung übrig. Ein Beispiel dafür ist die Thymseide (*epithymum*); denn wenn man sie stark und lang kocht, zerstört man ihre Wirkungskraft zur Gänze.

Ferner gibt es Arzneien, deren Wirkungskraft durch **Zerstampfung** zugrundegerichtet wird, wie beispielsweise die Purgierwinde (*scammonia*), weshalb es erforderlich ist, sie mit der äußersten Geschicklichkeit zu stampfen, damit nicht aus der Stampfung Wärme entsteht und in ihr bleibt, die ihre Wirkungskraft zerstören würde.[90] Außerdem haben auch die meisten Gummi-Mittel diese gleiche Art; und deshalb ist es förderlicher, sie in Flüssigkeit aufzulösen als zu stampfen.

---

[89] Sechs Punkte und ein Punkt („Mischung").

[90] Weil *scammonia* von sich aus bereits höchst hitzige Komplexion besitzt.

Übrigens wird die Wirkungskraft aller Arzneien, bei deren Zerstampfung man unstatthaft überflüssige Mühe aufwendet, zugrundegerichtet. Denn wenn der Körper der Arznei verkleinert wird, so bewahrt er nicht jedesmal – unter der Beibehaltung seiner Qualität und in Entsprechung zur Verkleinerung – die Wirkungskraft; vielmehr besteht die Möglichkeit, daß die Verminderung des Arzneikörpers eine Grenze erreicht, jenseits welcher er nichts mehr von seiner Wirkungstätigkeit, wie sie ihm eigentümlich ist, umsetzen kann; denn es tritt ja nicht notwendig die Folge ein, daß jedesmal, wenn die Wirkungskraft eines Körpers eine Bewegung bewirkt, jeweils die Hälfte dieses Körpers das, was vom ganzen Körper in Bewegung versetzt worden ist, gleichfalls oder gar überhaupt von der Stelle bewegt.

Genau so ist es, wenn zehn Männer eine Last an einem Tag eine Meile weit fortbewegen: dann folgt daraus nicht die Notwendigkeit, daß fünf Männer die Last auch nur eine geringe Strecke weit bewegen, geschweige denn daß sie sie eine halbe Meile weit bewegen; es sei denn, daß die Hälfte jener Last derart gestückelt und in sich getrennt ist, daß die fünf Männer, von den anderen fünf Männern getrennt, diese jeweils als Einzellast ergreifen und sie dann ihrer Ortsveränderung zuführen und fortschaffen können.

Ebenso wie in diesem Beispiel besteht also vielmehr die Möglichkeit – wenn die Wirkungskraft der Hälfte eines Arzneikörpers eine Bewegung bewirkt –, daß die Last (also hier der Krankheitsstoff), der seine Ortsveränderung empfängt, diese Einwirkung durchaus nicht von der Hälfte ihrer Wirkungskraft erfährt: wenn nämlich dieser Krankheitsstoff zwar einzeln aufgehäuft, indessen nicht gestückelt ist, so daß nicht etwa seine Hälfte nun seitens der Hälfte der Wirkungskraft des halben Arzneikörpers eine Wirkung erfährt, die dem Zustand seiner Vereinzelung entspricht; denn es kann sein, daß mit der anderen Hälfte (des Arzneikörpers), die dafür gar nicht vorbereitet schien, die Wirkungskraft verbunden ist, die nun bewirkt, daß er (der Krankheitsstoff) von dieser Hälfte in einem abgetrennten Vorgang in Bewegung versetzt wird. Daher, wenn nun der Körper der Arznei verkleinert und dementsprechend seine Wirkungskraft vermindert wird, findet diese die Last des Krankheitsstoffs, die ihre Einwirkung erfahren soll, nicht, ähnlich, wie sie selbst verkleinert ist, verkleinert vor; noch kann erwartet werden, daß die Arznei mit ihrer Quantität, die in Entsprechung zur Verminderung ihres Körpers steht, auf einen Krankheitsstoff, der ihre Einwirkung erfahren soll, nun ihre Wirkungstätigkeit in ihrer Ganzheit, als ob sie nicht verkleinert wäre, ausübt. Zwar glauben einige Gewährsleute (unter den Griechen), daß bei der Stampfung und Verkleinerung einer Arznei ihre Gestalt und Wirkungskraft zugrundegerichtet werden; doch ihre Worte sind dort, wo sie über die Zusammensetzung der Arzneien reden[91], dem Gegenstand näher benachbart und so geeigneter, mehr oder weniger heftig abgelehnt zu werden, und wir brauchen nicht hier in einer Auseinandersetzung mit ihren abweichenden Ansichten unsere Kräfte zu verschleißen.

Ferner besteht die Möglichkeit bei Arzneien, die irgendeine Wirkungsmacht besitzen, wenn man bei ihrer Zerstampfung unstatthaft überflüssige Mühe aufwendet, daß diese Wirkungsmacht sich in den Anschein einer anderen Wirkungsmacht verwandelt; denn wenn sie beispielsweise mächtig sind beim Austreiben von bösem Körpersaft oder von Stuhlausscheidung, so lassen sie in einem solchen Fall an Wirkung nach und treiben nun den Wassergehalt aus dem Körper, weil ihre Kraft zu Fall gekommen ist und weil sie, da sie ja durch die Zerstampfung klein geworden sind, nun stärker durchdringen können; und so gelangen sie geschwind von dem Körperteil oder Glied, wo sie sich aufhalten, solange sie nicht kleingestampft sind, sondern ihre eigentliche Größe besitzen, zu einem anderen Körperteil oder Glied, und nun schreitet ihr Wirkungsvorgang dort voran; wie auch Galen erzählt, daß ihm dies widerfahren sei. Er spricht nämlich: "mit unstatthaft überflüssiger Mühe habe ich Kümmel (*cyminum*) gestampft, wodurch sich seine Wirkungsmacht verwandelte und er zu einem harntreibenden Mittel wurde, wohingegen seine Natur vorher von einer lösenden und abführenden Wirkung war." Es ist also erforderlich, darauf zu achten, daß man beim Stampfen von Arzneien feinstofflicher Substanz[92] den Vorgang nicht zum Gipfel kommen läßt; vielmehr darf man den Vorgang nur beim Stampfen von Arzneien grobstofflicher[93] Substanz zum Gipfel kommen lassen und insbesondere, wenn man sie dahin bringen will, daß ihre Durchdringungskraft höchste Langzeitwirkung erreicht. Übrigens gibt es hier Arzneien grobstofflicher Substanz, die sich bei der Bewegung schwer tun, wie etwa Mittel für die Lunge, sofern sie aus Korallen, Perlen, Blutsteinen und dergleichen hergestellt sind.

Die Beurteilungsgrundlagen bei **Anbrennung** sind folgende: Es gibt Arzneien, die man anbrennt, um ihre Wirkungskraft zu mindern; und es gibt andere, die man anbrennt, um ihre Wirkungskraft zu mehren. Alle, von denen hier die Rede ist, sind scharf (und warm), von feinstofflicher (also warmer) oder von ausgeglichener Substanz. Wenn man sie anbrennt, so vermindert sich ihre erhitzende

[91] Hinweis auf ‚Canon'-Buch 4.

[92] Sämtliche Attribute (durchdringend, harntreibend, lösend und abführend, feinstofflich) gehören einem erwärmenden Mittel an. Es geht hier also um die Einwirkung auf die *caliditas* einer Arznei, entsprechend deren Änderung die Wirkung wechseln kann; und zwar wird bei Erwärmung einer Arznei von ohnehin erwärmender Komplexion durch Stampfung ihre Wirkung geschwächt. Ein Parallelvorgang bei abkühlender Komplexion wurde in Kapitel 3 (Saft unreifer Weintrauben) dargestellt.

[93] Grobstoffliches ist kalt; hier also Widerspruch zur Stelle mit dem Saft unreifer Trauben: die Erklärung liegt wohl darin, daß es hier um das *corpus medicinae*, den Arzneikörper, geht, während es sich an der zitierten Stelle in Kap. 3 um Qualitäten handelte.

Wirkung wie auch ihre Schärfe, und zwar wegen des Teils an feuriger Substanz, der in ihnen befestigt war und welcher nun aufgelöst wird; wie dies bei der Schusterschwärze (*atramentum*) und dem Vitriol (*colcotar*) der Fall ist.

Arzneien dagegen, deren Substanz grobstofflich (also kalt) und deren Wirkungskraft weder scharf noch erwärmend ist, gibt und erwirbt die Anbrennung eine erhitzende Kraft dazu, wie beim Kalk: dies ist nämlich ein Stein, der zunächst keinerlei Schärfe enthält; brennt man ihn aber an, so verändert er sich zur Schärfe hin.

Es gibt nun aber fünf Bedingungen und Absichten hinsichtlich zugeführter Eigenschaften, unter denen man eine Arznei anbrennt:

damit ein Teil ihrer Schärfe gebrochen wird;

damit sie Schärfe erwirbt;

damit ihre grobstoffliche Substanz feinstofflich wird;

damit sie zur Zerstampfung vorbereitet wird;

schließlich damit die Bosheit, die in ihrer Substanz steckt, zunichte gemacht wird.

Beispiel im ersten Fall: Schusterschwärze und Vitriol (*atramentum et colcotar*).

Beispiel im zweiten Fall ist Kalk.

Beispiel im dritten Fall sind Krebsschalen und Hirschhorn (*cancer et cornu cervinum*), die man anbrennt.

Beispiel im vierten Fall ist Seide, denn diese leistet Dienst, wenn's darum geht, das Herz zu stärken; und wenn sie ihren Dienst in geschnittenem Zustand leistet, ist es noch förderlicher, als wenn sie ihn in angebranntem Zustand leistet; doch da sich, wenn man sie zerschneidet, eine genügende Verkleinerung ihrer Teile nicht erreichen läßt, es sei denn mit der allergrößten Mühe, deshalb brennt man sie an.

Beispiel im fünften Fall ist die Anbrennung eines Skorpions mit der Absicht, ihn gegen einen Nieren- oder Blasenstein Dienst tun zu lassen.

Die Beurteilungsgrundlagen bei **Abwaschung** sind folgende: diese entfernt von jeder Arznei, was ihr an feinstofflichem Scharfem beigemischt ist, oder beruhigt das jedenfalls in ihr und führt sie in Bezug auf ihre Komplexion zum Ausgleich.

Und zu solchen Arzneien gehören jene, die durch diese Abwaschung gekühlt werden, nachdem sie vorher unstatthaft überflüssig erhitzt und erhitzend gewesen sind. Deshalb beseitigt diese Abwaschung aus jeder Arznei, die Erdbestandteile enthält, ihre Feurigkeit, welche sie vorher durch Anbrennung erworben hat; wie dies bei gewaschenem oder gelöschtem Kalk der Fall ist: dieser verbleibt hiernach ausgeglichen in seiner Komplexion, und seine verbrennende Wirkung ist von ihm genommen.

Und zu solchen Arzneien gehören auch jene, bei welchen das Wirkungsziel der Waschung nicht allein in der Abkühlung besteht, vielmehr in der Verkleinerung des Arzneistoffs zu Teilen und in deren Reinigung, so daß dann diese Teile ihren beabsichtigten Zweck erreichen können; wie dies bei Abwaschung (und Stampfung) des Hüttenrauchs (*tutia*) in Wasser der Fall ist.

Und zu solchen Arzneien gehören ferner jene, die man einer Abwaschung unterwirft, um eine unerwünschte Wirkungskraft aus ihnen zu entfernen; wie man sich ja die größte Mühe gibt bei der Waschung des Lapis armenicus wie auch des Lapislazuli, um ihre Übelkeit erregende Kraft von ihnen zu trennen.

Die Beurteilungsgrundlagen bei **Gefrierung** oder Erstarrung sind folgende: in jeder erstarrenden sowie erstarren machenden Arznei wird ihre feinstoffliche (warme) Wirkungskraft zugrundegerichtet; und ihr wird Kälte und Abkühlungswirkung noch hinzugegeben, sofern sie schon von kalter Substanz ist.

Die Beurteilungsgrundlagen bei Aufbewahrung in der **Nachbarschaft von anderen Arzneien** sind folgende: bisweilen erwerben Arzneien durch Aufbewahrung in der Nachbarschaft von anderen Arzneien von außen zugeführte Qualitäten, die ihre Wirkungsmächtigkeiten auflösen: und viele kalte, kühlende Arzneien bekommen so eine wärmende Prägewirkung und erwerben aufgrund von Aufbewahrung in der Nachbarschaft etwa von Teufelsdreck (*asa foetida*), Wolfsmilchgummi (*euforbium*), Bibergeil (*castoreum*) und Moschus (*muscus*)[94] ohne weiteres Zutun warme Qualität.
Anders herum bekommen sehr viel wärmende Arzneien eine kühlende Prägewirkung und erwerben aufgrund von Aufbewahrung in der Nachbarschaft etwa von Kampfer (*camphora*) und Sandelholz (*sandalus*)[95] ohne weiteres Zutun kalte Qualität.

[94] Allesamt stark erwärmend.
[95] Stark abkühlend.

Erforderlich ist demgemäß, daß du dieses Wissen von der Wesenheit der Arzneien besitzt und entsprechend die verschiedenen anderen Qualitätengeschlechter bei anderen Mitteln aus der Nachbarschaft wiederum ähnlicher Mittel herzuleiten vermagst.

Die Beurteilungsgrundlagen bei **Mischung** sind folgende: bisweilen werden die Wirkungsmächtigkeiten der Arzneien durch Beimischung gestärkt; bisweilen werden sie durch Beimischung zunichtegemacht; und bisweilen werden sie richtiggestellt, und ihre Bosheiten sind dann beseitigt.

Ein Beispiel für den ersten Fall: Es gibt Arzneien, die eine Abführwirkung haben; doch fehlt ihnen die dazu gehörende Unterstützungswirkung, da sie ihrer Natur gemäß nicht viel besitzen, was sie (bei ihrer grundsätzlichen Wirkung) unterstützt. Wird ihnen also eine Unterstützungswirkung beigesellt, arbeiten sie mit starker Wirkungsmacht, wie dies beim Turbith der Fall ist: in ihm sitzt eine lösende und abführende Kraft, doch ist diese von schwacher Schärfe, weshalb das Turbith heftig abzuführen nicht vermag; es entleert daher aus dem Körper nur, was es an feinstofflichem Weißschleim (*flegma subtile*)[96] vorfindet. Wird ihm indessen Ingwer beigesellt, löst es, durch dessen Schärfe unterstützt, die größte Quantität sogar von zähklebrigem, glasigem Weißschleim; und der Lösungsvorgang findet nun auch geschwinder statt. Desgleichen ist Thymseide (*epithymum*) von zögerlicher Lösungswirkung; wird ihr indessen Pfeffer beigesellt und andere feinstoffliche (erwärmende) Arzneien, löst sie geschwind; denn diese Beimischungen unterstützen sie bei ihrer Auflösungs- und Verfeinerungswirkung. Ähnlich steckt im Rhabarber[97] eine starke zusammenziehende Kraft, doch ist mit ihr zugleich eine öffnende Kraft verbunden, die deren Wirkungsmacht vermindert; wird der Rhabarber nun mit roter Siegelerde (*bolus armenus*) oder mit Schlehdorn (*acacia*)[98] vermischt, wirkt er heftig zusammenziehend.

---

[96] Mit diesem *flegma subtile* ist wahrscheinlich das *flegma aquosum* gemeint – dessen Feinstofflichkeit enthält hier offensichtlich keine warme Komponente; vgl. Canon 1.1: „der nicht natürliche Weißschleim tritt in verschiedenen Erscheinungsformen auf: entweder als ein unstatthafter Überfluß von unterschiedlicher Wesenheit (bzw. Stofflichkeit), der so weit gehen kann, daß man ihn wahrnimmt, und dann spricht man vom *flegma mucilaginosum*, dem schleimigen Weißschleim; oder er ist in seiner Substanz von ausgeglichener Komplexion, der Wahrnehmung wie der Wirklichkeit nach indes von unterschiedlicher Komplexion, und dann spricht man vom *flegma crudum*, dem rohen, unverdauten Weißschleim; oder er ist sehr feinstofflich, und dann spricht man vom *flegma aquosum*, dem wässerigen Weißschleim; oder er ist sehr grobstofflich und erscheint so logischerweise weiß, und dann spricht man vom *flegma gipseum*, dem gipsartigen Weißschleim, und hier ist jeder feinstoffliche Anteil aufgelöst; es folgt noch *flegma tenue* (dünn), *flegma colericum* (der Gelbgalle ähnlich), *flegma salsum* (salzig), *flegma acetosum* (sauer), *flegma vitreum* (glasig), *flegma viscosum* (zähklebrig)."

[97] Nach zwei Beispielen aus dem Bereich der warmen Komplexion folgt nun ein Beispiel aus der kalten Komplexion.

[98] Sowohl *bolus armenus* wie *acacia* wirken abkühlend und zusammenziehend.

Manchmal vermischt man die Arzneien auch, um ihnen Durchdringungs- und Kleinteilungskraft zu verleihen, wie man etwa mit Rose, Kampfer und Koralle (die alle kältend sind) den (erwärmenden) Safran vermischt, damit der Safran diese Mittel zum Herzen hindurchdringen macht.

Manchmal vermischt man die Arzneien auch, um das Gegenteil zu erreichen, wie man etwa Feinstofflichkeit bewirkende und durchdringen machende Mittel mit (grobstofflichem) Rettichsamen (*raphanus*) mischt, damit der jene Mittel für einen hinlänglichen Zeitraum in der Leber zurückhält,[99] daß sie dort ihre (vom Arzt beabsichtigte) Wirkungstätigkeit verrichten können; allein für sich gereicht, dringen sie nämlich in der Leber infolge ihrer Feinstofflichkeit einfach durch und verlassen sie vor Beendigung ihrer Wirkungstätigkeit; Rettichsamen aber (hemmt die Durchdringungskraft der anderen Mittel und) regt (statt dessen) eine Ausleerung nach oben an; deswegen hält er auch, was zu den (Gekröse-)Venen weitergeschickt wird, dort fest und erreicht so die Gegenwirkung zu den oben genannten (Feinstofflichkeit bewirkenden und durchdringen machenden) Mitteln.

Bei jenen Arzneien aber, die durch Beimischung zunichtegemacht werden, läuft dies nicht anders ab, als wenn wir zwei Arzneien zueinander gesellen, die zwar denselben Wirkungsvorgang verrichten (das heißt: auf Körpersäfte und Krankheiten einwirken), indessen zwei entgegengesetzte oder scheinbar entgegengesetzte Wirkungsfähigkeiten haben: wenn wir sie bei der Anwendung dann aufeinanderhäufen und der Zufall es will, daß die eine als erste zur Wirkung gelangt, so wird sie ihren Wirkungsvorgang verrichten (und nach ihr dann die andere Arznei); wenn aber keine von ihnen vor der anderen als erste zur Wirkung gelangt, so hindern sie einander; wie dies bei Myrobalanen und Veilchen der Fall ist: das Veilchen nämlich löst und führt ab, indem es sänftigt, die Myrobalanen dagegen lösen und führen ab, indem sie auspressen.

Kommen nun diese beiden Heilmittel (zur gleichen Zeit) über den Krankheitsstoff, so wird beider Wirkung zugrunde gerichtet, das heißt, sie richten einander gegenseitig zugrunde; haben die Myrobalanen den Vorsprung und das Veilchen kommt anschließend über den Krankheitsstoff, findet man beide ohne Wirkungsmacht; doch hat das Veilchen einen Vorsprung und die Möglichkeit, seine Sänftigungswirkung auszuüben, und hierauf erst kommen die Myrobalanen über den Krankheitsstoff und pressen ihn hinaus: dann erfolgt deren Wirkungsmacht sogar noch stärker.

---

[99] Es kommt hier nicht auf wärmende oder kühlende Wirkung, sondern auf Feinstofflichkeit bzw. Grobstofflichkeit an.

Ein Beispiel für den dritten Fall – daß Arzneien durch Beimischung richtiggestellt und ihre Bosheiten beseitigt werden –, ist Aloe,[100] welcher man Bdellium-Gummi und Bocksdorngummi (*dragagantum*) beigesellt. Die Aloe nämlich wirkt zwar lösend und abführend und die Gedärme reinigend, indessen auch abhäutend, und macht dadurch die Öffnungen der Adern schlaff und weit. Werden ihr aber Bdellium-Gummi und Bocksdorngummi beigesellt, so leimt der Bocksdorngummi wieder zusammen, was die Aloe durch ihre Kratzwirkung beschädigt hat, und das Bdellium stärkt die Öffnungen der Adern und ist übrigens harmlos.

Dies also waren die Regeln und hilfreichen Proben, die zu beachten sind beim Erkennen der Natur der Arzneien und ihrer Wirkungskräfte und Dienstleistungen.

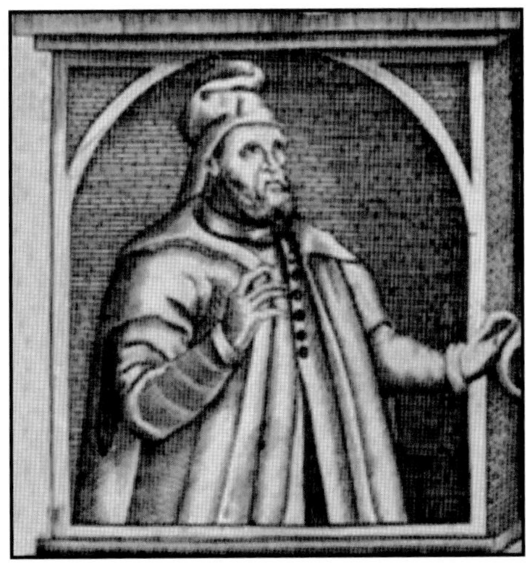

Abb. 12: Avicenna in einer Miniatur des 17. Jhs.

[100] Gemeint ist getrockneter Aloesaft.

6. Kapitel. Über das Sammeln der Arzneien und über ihre Aufbewahrung.

Die Arzneien werden erstens aus **Pflanzen** gewonnen, zweitens aus **Mineralien**, drittens aus **Tieren**.

Unter den Arzneien aus **Mineralien** sind jene die besten, die aus (wohlbekannten) Mineralien gemacht werden, durch welche man sie kennen (und einschätzen) kann; wie etwa Vitriol aus Zypern oder *Atramentum carmeni*: die sind infolgedessen frei von unbekannter Beimischung; im Gegenteil: die gesammelten Mineralien haben ja ihre reine Stofflichkeit entsprechend ihrer Art und sind weder in ihrer eigentümlichen Farbe noch ihrem eigentümlichen Geschmack gebrochen, also abgemildert oder verwandelt.

Für Arzneien, die aus **Pflanzen** gewonnen werden, zieht man die Blätter heran, die Samen, die Wurzeln, die Stengel, die Blüten, die Früchte, den Gummisaft, oder die ganze Pflanze, wie sie ist.

Die **Blätter** sammelt man, sobald sie ihre richtige Größe vollkommen erreicht haben und ihre Form nicht mehr verändern, andererseits jedoch bevor sie (im Herbst) die Farbe wechseln und ihre bisherige Komplexion verlieren; denn es darf ja kein fallendes oder zerstampftes Laub geerntet werden.

Die **Samen** sammelt man, wenn ihr Reifezustand erreicht ist, das heißt sobald sie hart und fest geworden sind und sobald ihre Saft- und Wasserhaltigkeit, die zeigen, daß sie unreif sind, aus ihnen abgezogen ist.

Die **Wurzeln** zieht man zum Gebrauch heran, sobald die Zeit kommt, daß die Blätter fallen.

Die **Blüten** sammelt man, nachdem sie vollkommen geöffnet sind, doch bevor sie verwelken und fallen.

Die **Stengel** sammelt man, sobald sie ihre völlige Länge und Dicke erreicht haben, doch bevor sie zu welken beginnen und schrumpfen.

Die **Früchte** sammelt man, sobald sie ihr Wachstum beendet haben und gereift sind, doch bevor sie von selbst abfallen.

Die **ganze Pflanze**, die man zum Gebrauch heranzieht, wie sie ist, muß man verwenden, wenn sie in ihrer besten Frische steht und auch schon ihre Samen reif geworden sind.

Wichtig ist noch: je weniger die Wurzeln zusammengeschrumpft, je weniger die Stengel verwelkt, je dicker und praller die Samen sind, und je fester und schwerer die Früchte: desto besser sind sie; lediglich groß, doch verwelkt und verdorrt, sind die Früchte kaum hilfreich; ist aber ihre Größe mit Gewicht verbunden, sieht es bedeutend besser aus. Vor allem sind die Früchte, die in klarer Luft geerntet werden, besser als solche, die im Komplexionszustand von feuchter Luft und naher Regenzeit gesammelt worden sind; ferner sind Waldfrüchte allemal kräftiger als die im Hausgarten gezogenen, wenngleich sie meistens kleiner ausfallen; unter den Waldfrüchten sind wiederum die Bergfrüchte die kräftigeren; und jene, die in Gegenden gesammelt werden, die den Winden ausgesetzt und hoch gelegen (und der aufgehenden Sonne entgegengerichtet) sind, zeigen sich nochmals kräftiger als alle anderen. Ferner sind jene Früchte, über welche zur Zeit der Reifung Regen gefallen ist, kräftiger als solche, denen der Regen zu der Zeit eben, da er hätte fallen sollen, fehlte; und all dies trifft meistens und grundsätzlich zu; und auch wenn sie stärker gefärbt und von merkbarerem Geschmack sind und von deutlicherem Geruch, sind sie von kräftigerer Wirkung als die anderen ihrer Art.

Festzuhalten ist zusätzlich: Nach zwei oder drei Jahren Lagerung werden Kräuter in ihrer Wirkung schwach, abgesehen von einigen Arzneien, die man aufzählen kann, wie etwa die zwei Nieswurz-Arten:[101] die halten beide längere Zeit durch.

Was **Gummi-Mittel** angeht: diese muß man nach ihrer Gerinnung und Erstarrung sammeln, doch vor der Austrocknung, die es ermöglicht, sie zu pulverisieren; die Wirkungskraft der meisten hält nicht länger als drei Jahre an, und ganz besonders ist das so beim Wolfsmilchgummi (*euphorbium*). Indessen richtet sich gerade bei den stärkeren Arzneien jeder Art die Dauer ihrer Wirksamkeit nach ihrer Güte und verlängert sich dieser entsprechend; läßt uns jedoch eine frische Arznei, die eigentlich stark wirken sollte, im Stich, so tritt mit Sicherheit die doppelte Dosis von schwacher, alter Arznei in jedem Krankheitsfall an ihre Stelle.

Für jene Arzneien, die aus **Tieren** gewonnen werden, muß man lebende Tiere im Jugendalter heranziehen, und zwar zur Frühlingszeit, und man muß solche auswählen, die vollkommen gesunde Körper besitzen und möglichst heile Glieder; und ferner ist erforderlich, daß alles, was man ihnen entnimmt, erst dann entnommen wird, wenn sie enthauptet sind; und man muß achtgeben, daß nichts, was zur Arzneiherstellung angewendet wird, von toten Tieren stammt, die an Krankheiten, die sie überfielen, verendet sind.

---

[101] *elleborus albus* und *niger*.

So weit also die allgemeinen Regeln, die jedem Arzt vertraut sein müssen, der ja mit Wesenheit (und Stofflichkeit) der Einzelarzneien zu tun hat.

Weiterführende Literaturhinweise

Die nachfolgenden Literaturhinweise dienen als Ergänzung zur Einleitung und sollen vor allem den ersten Einstieg in die Beschäftigung mit Avicenna erleichtern. Daher sind sie bewußt knapp gehalten. Umfangreichere Literaturüberblicke finden sich in Gotthard Stromaiers Biographie (G. Strohmaier, *Avicenna*, München ²2006), die gleichzeitig einen hervorragenden Überblick über Leben und Werk des großen persischen Gelehrten bietet, im umfangreichen Lemma „Avicenna“ der Encyclopædia Iranica (M. Mahdi et al., Avicenna, *Encyclopædia Iranica* 3, 1987, 66-110) sowie in Lenn Goodmans Einführung (L. Goodman, *Avicenna*, London 1992). Für Hinweise auf ältere Literatur und insbesondere aufgrund der Behandlung der Wirkungsgeschichte im lateinischen Europa ist schließlich die Einführung von Soheil M. Afnan (S. M. Afnan, *Avicenna – his life and works*, London 1958) immer noch wertvoll. Als knappe Einführung in Leben und Werk ist daneben das Lemma „Ibn Sina“ in der Enzyklopädie Medizingeschichte zu nennen (H. Schipperges, Ibn Sina, W. Gerabek et al. (ed.), Enzyklopädie Medizingeschichte, Berlin 2004, 1334b – 1336b).

Das eingangs zitierte Edikt des Robert Curzon ist der Ausgabe des Urkundenbuches der Pariser Universität von Heinrich Seuse Denifle (H. S. Denifle, *Chartularium Universitatis Parisiensis tomus I*, Paris 1889) entnommen. Die wörtlichen Zitate aus der Biographie Avicennas sind sämtlich der deutschen Übersetzung von Paul Kraus (Paul Kraus, Eine arabische Biographie Avicennas, *Klinische Wochenschrift* 11, 1932, 1880-1884) entnommen, daneben ist insbesondere die kommentierte englische Übersetzung von William E. Gohlman (W. E. Gohlman, *The Life of Ibn Sina. A critical edition and annotated translation*, New York 1974) zu erwähnen. Die lateinische Vita hat Konrad Goehl in jüngerer Zeit erstmalig übersetzt und neu herausgegeben (K. Goehl, Die vita Avicennae des Sorsanus oder Al-Dschusadschani, lateinisch und deutsch, K. Goehl/J. G. Meyer (ed.), *Editionen und Studien zur lateinischen und deutschen Fachprosa des Mittelalters. Festgabe für Gundolf Keil zum 65. Geburtstag*, Würzburg 2000, 317–338), sie ist in verschiedenen Drucken des 16. und 17. Jhs. dem Werk vorangestellt. Die auf Seite 15 abgedruckte Photographie, die deutliche Spuren einer Nachbearbeitung aufweist, besitzt insofern eine gewisse Prominenz, als es sich zum einen um die wohl älteste photographische Abbildung des Originalmausoleums handelt und da es zum anderen diejenige Abbildung ist, mit der Sir William Osler seine Bemühungen um eine Restaurierung des Monuments illustrierte. Die Photographie wurde zuerst im Jahr 1906 in der Reisebeschreibung des Abraham V. Williams Jackson mit dem Vermerk „from a photograph by the author“ abgedruckt (A. V. Williams Jackson, *Persia Past and*

Present. A Book of Travel and Research, London 1906), der sie hier entnommen worden ist; sie findet sich ferner in W. Osler, *The Evolution of Modern Medicine*, New Haven 1921. Der Karte Bucharas liegt ein von Eduard Friedrich Eversmann erstellter Stadtplan zugrunde (E. F. Eversmann/H. Lichtenstein, *Reise von Orenburg nach Buchara. Nebst einem Wortverzeichnis der Afghanischen Sprache*, Berlin 1823).

Der „Kanon" liegt in zahlreichen Drucken des 15., 16. und 17. Jhs. vor, eine textkritische Ausgabe ist derzeit im Entstehen. Einführende Bemerkungen zur Übersetzungstätigkeit der Schule von Toledo finden sich etwa in den in A. Speer/L. Wegener (ed.), *Wissen über Grenzen. Arabisches Wissen und Lateinisches Mittelalter*, Berlin 2012 versammelten Beiträgen. Den im Text erwähnten *liber mitis* des Guido von Arezzo hat Konrad Goehl herausgegeben (K. Goehl, *Guido d'Arezzo der Jüngere und sein „liber mitis"*, Pattensen 1984; siehe auch K. Goehl, *Guido d'Arezzo. Liber mitis: un trattato di medicina fra XII e XIII secolo*, Pisa 2009), dessen Ausgabe das wörtliche Zitat entnommen ist. Das Übergabeprotokoll der medizinischen Fakultät hat zusammen mit anderen Urkunden Ernest Wickersheimer herausgegeben (E. Wickersheimer, *Commentaires de la Faculté de Médecine de'l Université de Paris*, Paris 1915). Für die übrigen Abbildungen dienten Illustrationen aus Avicenna-Drucken des 16. und 17. Jh.s als Vorbild.